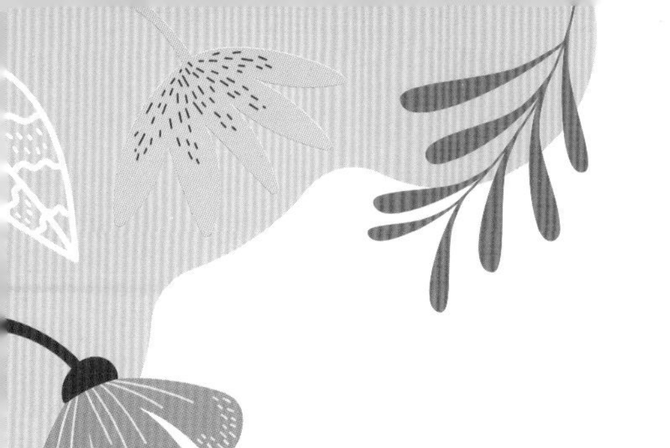

打造天然防護力！

兒童居家芳療

用20款精油對症調配按摩、擴香、洗沐用品
溫和照顧你家0～12歲的孩子

楊昕諭（小霓）著

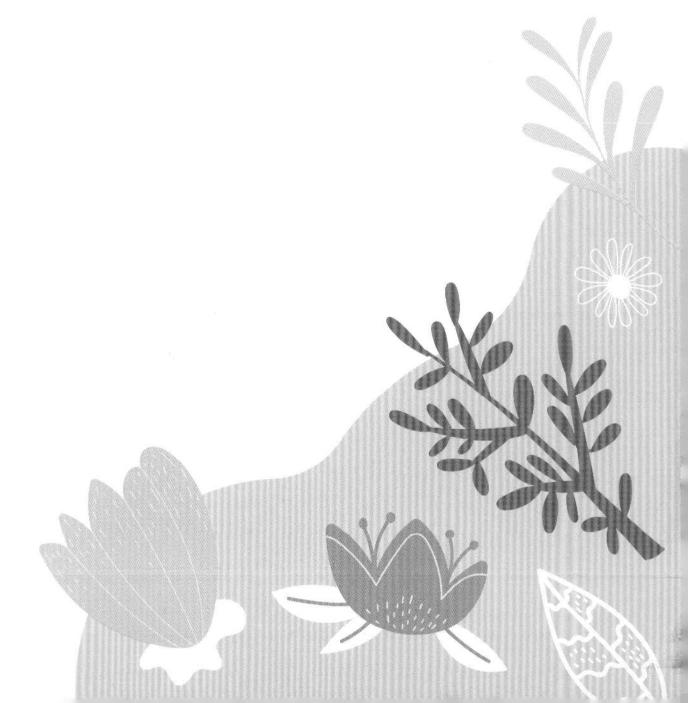

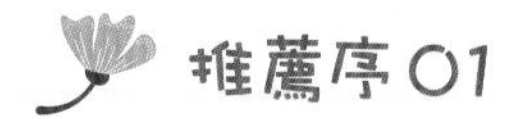

推薦序01

小兒芳療，具有立竿見影的優勢

芳香療法是流行於西方的一種自然療法，在台灣也逐漸普及，成為居家保健的另一種選擇。昕諭老師這本小兒芳療的著作，再一次流露出她多才多藝，能文能舞的特質。本書編排簡潔，系統分明，是一本讀者看了就懂，懂了就能上手應用的好書。讀者在使用本書時，會感覺到書中流暢的動線，使大家很容易就能找到你所關注的問題，以及解決問題的方法。

本書的主題是「小兒芳療」，我從兩個方面來討論對讀者會有幫助的概念。其一，中醫認為小兒為「純陽之體」。這是指小兒陽氣清純，所以很容易調理。不像成人經歷各種染污，身心對各種處置，反應相對遲鈍。所以，小兒芳療，具有立竿見影，效如桴鼓的優勢。但正因如此，我們也要注意小兒同時也是「稚陽」之體，施用不當，也更容易受到傷害，讀者尚請留心。

其二，小兒芳療，具有非常好的親子療癒的效果，適合現代的每個年輕家庭，對親子雙方都有提昇健康的作用。譬如説，緊張的媽媽容易導致不安的寶寶，反之亦然。所以，親子互動式的芳療，受益的可能不只是你的寶貝，而是親子雙方。

我是臨床中醫師，門診常遇到一個有趣的現象：當你對某方面的疾病準備好了，相應的病人就出現了。請不要誤解，這絕不是説你學會芳療後，家人、朋友就開始生病了。這句話真正的涵義是，因為你準備好了，所以當家人，朋友身體不適，你就有能力判斷並且有方法改善它。當然，我還是要提醒讀者，芳療不是藥，它是能量調整的方式。萬一生病了，還是必須請專業的醫師診治，以免延誤。

這是一本小兒芳療的佳作，本人非常樂於推薦給大家。

遼寧中醫藥大學中西結合臨床博士／中醫兒科醫學會專科醫師

張文淮

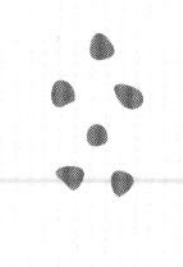

推薦序02

從生理到心理，幫爸媽解決孩子的疑難雜症

憶起我與小霓老師認識的經過，應該是幾年前她來上我的節目而結緣，當時小霓還是舞蹈、有氧老師，在節目上示範芭蕾有氧及居家伸展操，展現她的曼妙身材，已讓我印象深刻。爾後，再與他相見已經結婚生子，聽聞他對精油芳療也頗有研究，我便再次邀請她上節目暢談「入坑心得」原來這一切都出於母愛。

小霓老師因女兒感冒惡化經常進出醫院，心疼孩子一直服用抗生素有後遺症，因緣際會認識的精油並治癒好女兒，因此決心自學精油芳療，甚至考取NAHA芳療師執照，就是希望利用天然的方式幫孩子增強免疫力，減少藥物的傷害。

當我知道小霓將自己所知的兒童居家芳療實戰經驗著作成書時，針對孩子常見感冒發燒、濕疹過敏、咳嗽氣喘及哭鬧憤怒一一攻破。真心覺得太好了！這讓更多媽媽有了最天然治癒孩子病痛的方式，不僅能全方面保護孩子健康，從生理到心理解決孩子成長過程中的疑難雜症，在精油香氛中守護家人的健康！

知名藝人

郁方

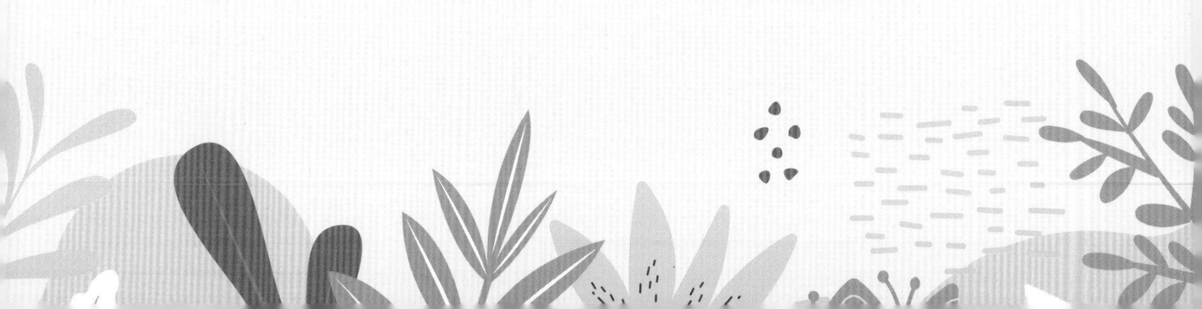

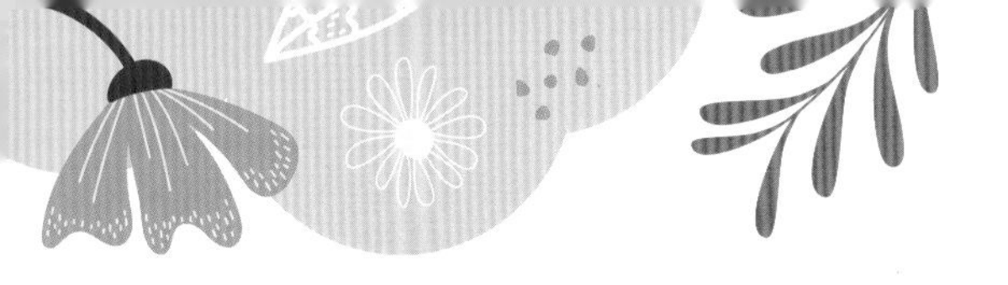

作者序

想給孩子自然療法的初心
～接觸精油起源～

還記得五年前懷大女兒等等的時候，原本沒有特別注意健康的我，對於肚子裡的新生命，我開始非常注重飲食，無論是身上用的保養品、早中晚的正餐、餐與餐中間的點心、什麼樣的水果容易讓寶寶過敏？吃進去的營養補品對寶寶的影響，還有生病時吃用的藥，孕婦最大的顧慮就是：「我現在吃的用的，對胎兒會不會有不良的影響？」

懷胎足月後，等等出生了，全家沉醉在新生兒誕生的喜悅。等等是全母奶寶寶，充沛的奶水讓等等到出生六個月時都沒有生病，到了第八個月，因為等等不喜歡喝母奶而轉換為配方奶時，等等的抵抗力就沒母奶時期那麼好，在等爸一次重感冒時，等等也被傳染了……一開始，因為不想讓等等太早接觸藥物，覺得等等在肚子裡我都不碰藥了，為何她一出生就要讓她開始吃藥？於是先嘗試自然療法，清蒸洋蔥水、熱氣呼吸法、裹大腿退燒法……但等等的症狀還是越來越嚴重，到最後還是送進了急診室，醫生說要是再慢個幾天，等等就要進加護病房了……如果不去理會，痰到最後會全卡在氣管裡，更會因為氣管卡痰無法呼吸而死亡！我內心的煩憂和焦慮，如同放入炸鍋裡的蝦子般亂跳亂撞，而等爸也是內疚並自責不已！

在住院的日子裡，每天把等等架在病床上，不斷用細管深插入鼻孔及喉嚨抽鼻涕抽痰……架著她，我頭轉一邊不敢看，耳朵裡聽見她的尖叫、崩潰大哭，我心好痛！每抽一次，我就哭一次……我們大人喉嚨卡刺都覺得痛了，更何況小寶寶的喉嚨裡插著細管……我們在醫院住了半個多月，等等終於可以出院。但她的抵抗力還是不夠，我一直在想該怎麼幫她加強抵抗力，希望能在天然而且不吃藥的情況下幫助她。

後來，在一次親子瑜珈課程教學中，我認識了Kirsty海洋媽，她告訴我不如試試精油，Kirsty海洋媽她可以說是我人生中的一盞明燈，如果沒有她，也不會有現在熱衷於精油世界裡的我，真的非常感謝她！

接觸了精油後，我才知道原來我一直忽略一件很重要的事情，就是「預防勝於治療」，要有健康的身體，必須先將底子打好。平常每天持續的保養，就會讓大病化小，小病化無！自從開始接觸精油，我們家已經很久沒用藥了。而且使用的精油都是很純且天然的，讓我用在孩子身上也很安心！

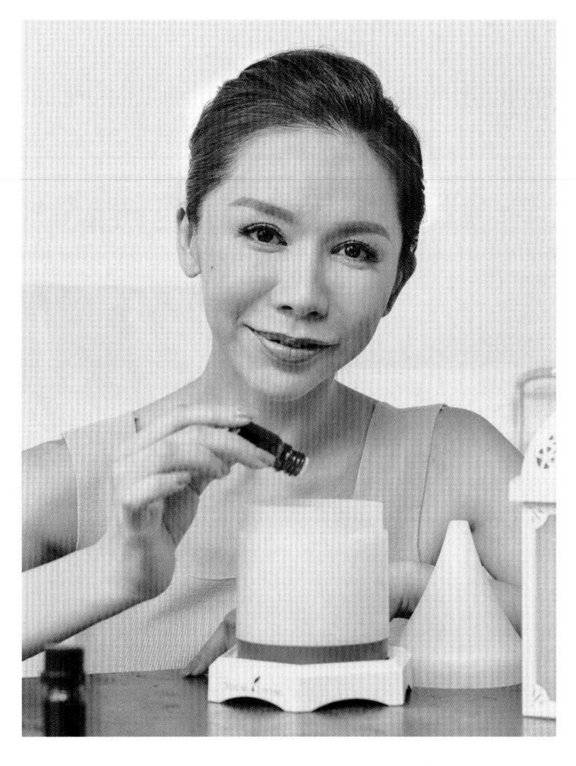

使用精油有個重點非常重要，除了確定手上的精油是否參雜香精、成分天不天然外，還有就是「精油的濃度用量」，輕或重都是很重要的，「由淺入深」才是用油的最大重點，不要一開始就下重本。

「精油不是萬靈丹」，我們也不是專業的醫生，身體有狀況還是要先讓醫生確診，尤其是重大急症的時候，最好還是到醫院尋求幫助。但在平常生活中，我們也會遇到很多小小的不適症狀，例如小朋友晚上睡不好、鼻塞、脹氣、吃不下，像這種時候，精油就是我們很好的幫手，可以用有效緩解小朋友的不舒服。遇到感冒或是有疾病徵兆的時候，也可以先使用精油舒緩，就可以降低大量服用藥物的機率，避免對孩子身體的傷害，「是藥三分毒」，保養毋須用藥，天然即可。

自從開始使用天然精油，我們家的生活也有很大的改變，我的家人不僅變得更健康，也越來越少需要使用藥物。不僅如此，我也開始將自己所學、所用的知識和經驗分享給更多人，好多爸爸媽媽在試過精油後特地回來告訴我，感謝我幫他們解決了一直以來的困擾。能夠透過精油幫助到大家，是我覺得很開心的事，也希望藉由這本書能夠讓更多人懂得運用精油，並用天然溫和的方式，讓孩子更健康，也讓爸媽們不用終日提心吊膽孩子的身體狀況！

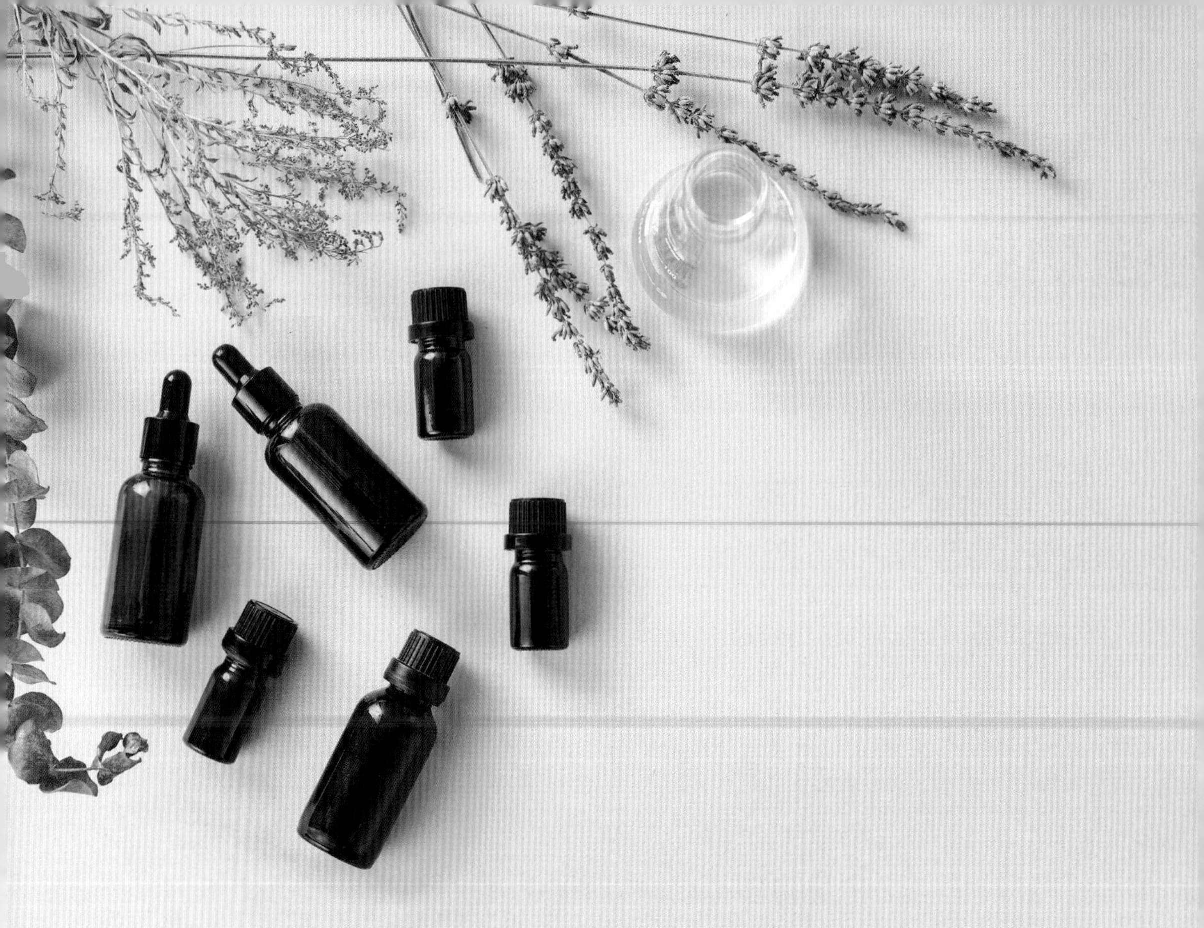

目錄 Contents

【COLUMN專欄】

提升免疫力、遠離藥物傷害！

認識純天然的「兒童芳香療法」

芳香療法常見Q&A …… 32

孩子一日芳療生活示範 …… 37

PART 2

方便取得，最適合孩子使用！
常備精油＆基底油

【20款低刺激性精油】

【7款護膚基底油】

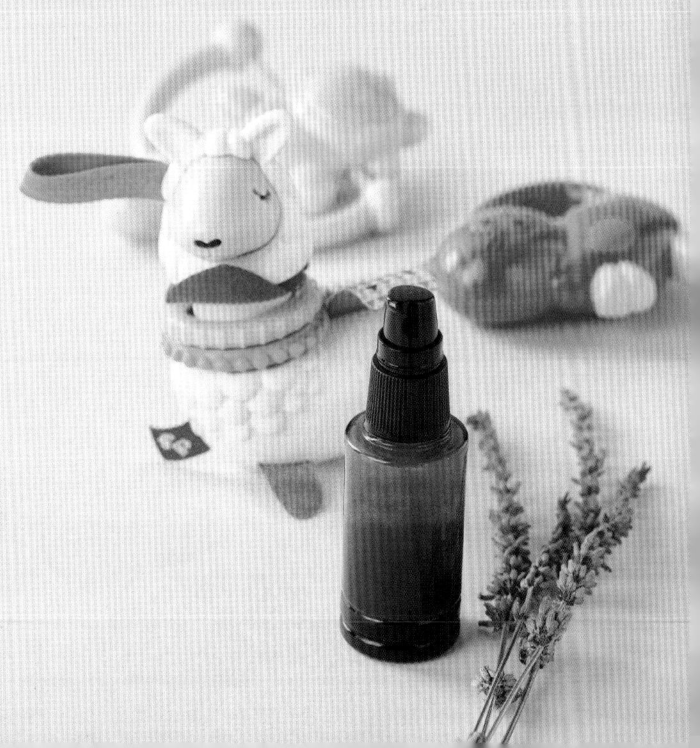

對症舒緩，溫和有效！
帶孩子遠離身心的不適症狀

【身體問題】

【心理問題】

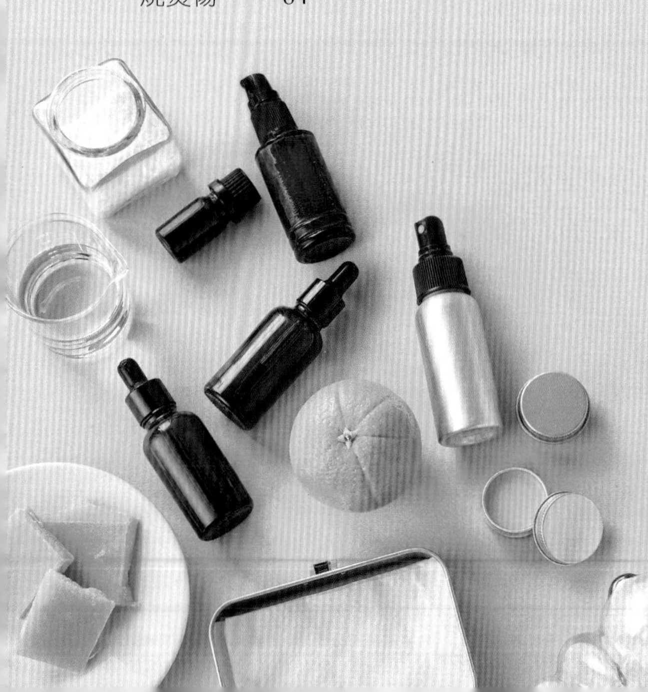

PART 4

打造天然保護力！用精油自製25款清潔保養品

PART

1

提升免疫力、遠離藥物傷害！

認識純天然的「兒童芳香療法」

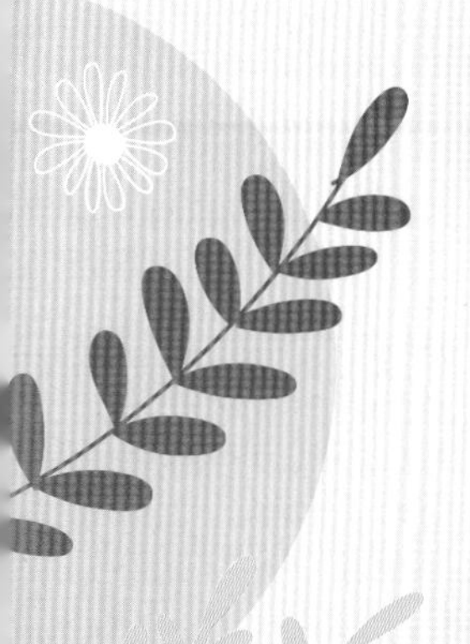

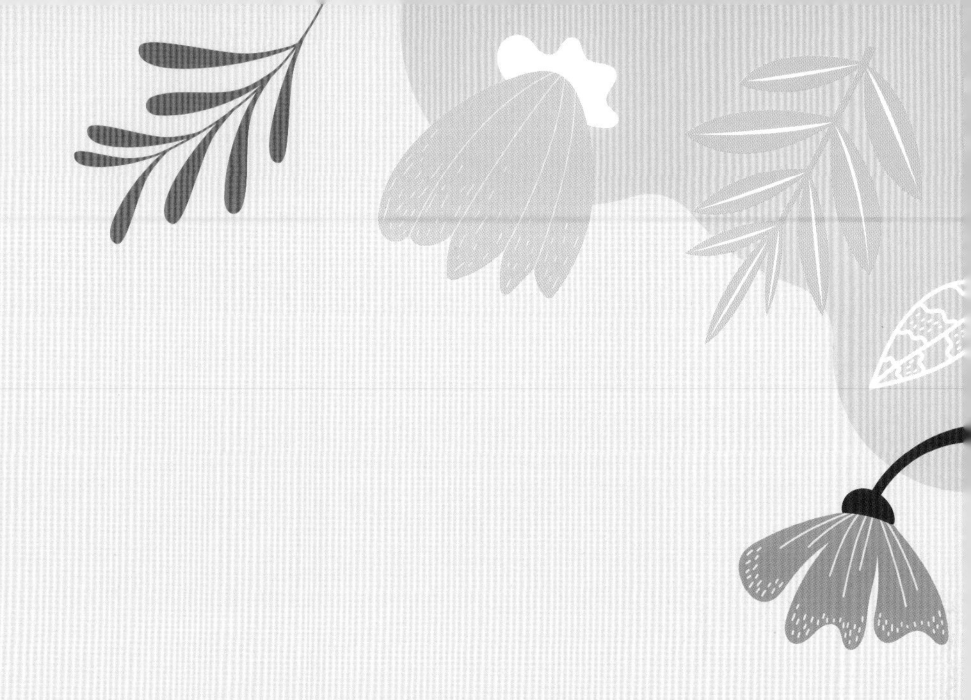

帶著孩子步入放鬆與療癒的芳香生活前，你是不是曾疑惑芳香療法是什麼、精油從哪而來、孩子的按摩法與劑量和大人一樣嗎？甚至因為不知道怎麼使用，而遲遲不敢踏入這美妙的芳療世界。在此，我將分享使用精油的相關經驗與資訊，讓大家快速瞭解精油，在香氣中守護全家人的健康！

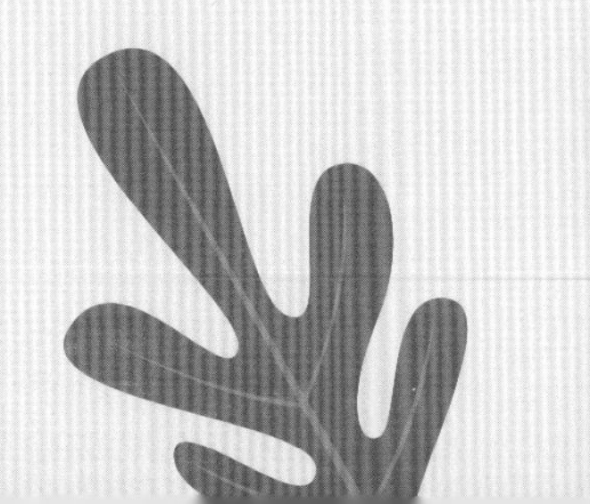

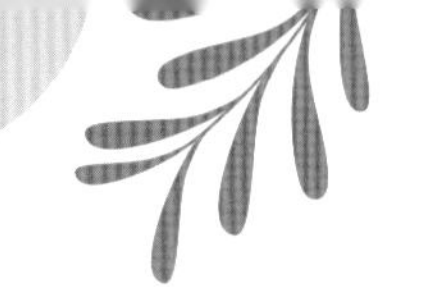

讓身心更美好的芳香療法

「芳香療法」可不只是聞香香，還能對日常生活產生很大的幫助！不論是大人還是小孩，都可以透過芳療達到改善環境、舒緩不適症狀等作用。在本書中，我將傳遞自己使用精油的經驗，讓大家更進一步體會芳療的迷人之處。

什麼是芳香療法？

芳香療法為自然療法之一，將精油運用到人體或生活環境，使身體、心靈、居住空間各方面獲得助益。芳香療法的英文為「aromatherapy」，當中「aroma」意即芳香，「therapy」為治療、療法，這兩個單字結合起來即是「芳香療法」。藉由天然植物所萃取出的精油當媒介，並透過用擴香（薰香）的方式，經由口鼻呼吸道進入身體，或是以按摩塗抹手法、身體沐浴等方式，因此達到舒緩身心、穩定情緒、提神醒腦、激發正向能量等保健功效，這些方法皆稱為「芳香療法」。

探索芳香療法足跡

芳香療法最早的記錄可追溯數千年前，在許多國家都能看到芳香療法的足跡，譬如古埃及時期至今已有六千多年的歷史；於基督教與猶太人的宗教書籍中也有很多關於精油的記載；印度使用於宗教與治療；希臘、羅馬則用在保養、擴香、醫療等方面。很特別的是古埃及文化中，只有皇室家族才能使用精油，在尊貴的淨化儀式以精油擴香，或是葬禮儀式透過精油讓屍體有防腐保存效果。

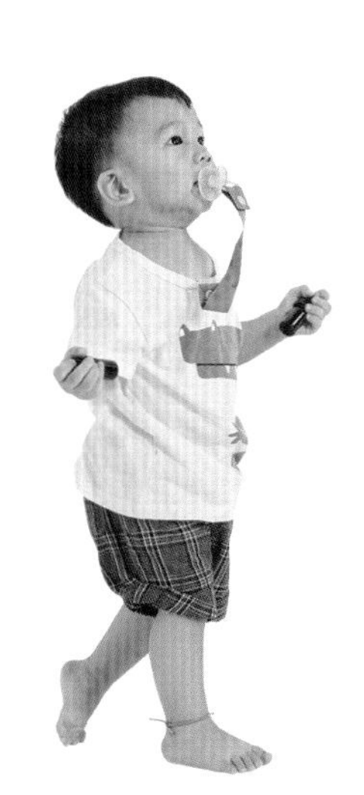

至今，精油芳療依然被使用，除了擴香、按摩外，其他常見的芳療法為噴霧（精油和純水裝入瓶罐後，噴灑於周圍環境產生香氣）、冷熱敷（臉盆中倒入熱水後加入幾滴精油，毛巾放入後沾濕，再敷於需要舒緩的部位），並且讓精油芳療成為人人都可使用的天然療法。

精油常見的萃取方式

精油的萃取來源是從植物的各部位萃取而來，例如：花朵、果實、種子、根、樹皮等，有些精油萃取來源不只一個部位，所以提煉出來的氣味、功能用途就不同， 並且透過不一樣的萃取方式，也會出現不同的產物。常見的精油萃取法有水蒸餾法、水蒸氣蒸餾法、冷壓法、脂吸法、浸漬法、溶劑萃取法、超臨界萃取法。

水蒸餾法

將植物浸泡在水中，直接煮沸蒸餾，此法最常使用於萃取花類精油，能避免花朵在蒸餾時聚集，而使蒸氣不容易通過。

水蒸氣蒸餾法

萃取精油最常使用的方式，在放置植物的下方加熱，讓水蒸氣向上通過植物後，將精油萃取出來，並利用比重的不同分離出油（精油）與水（純露）。

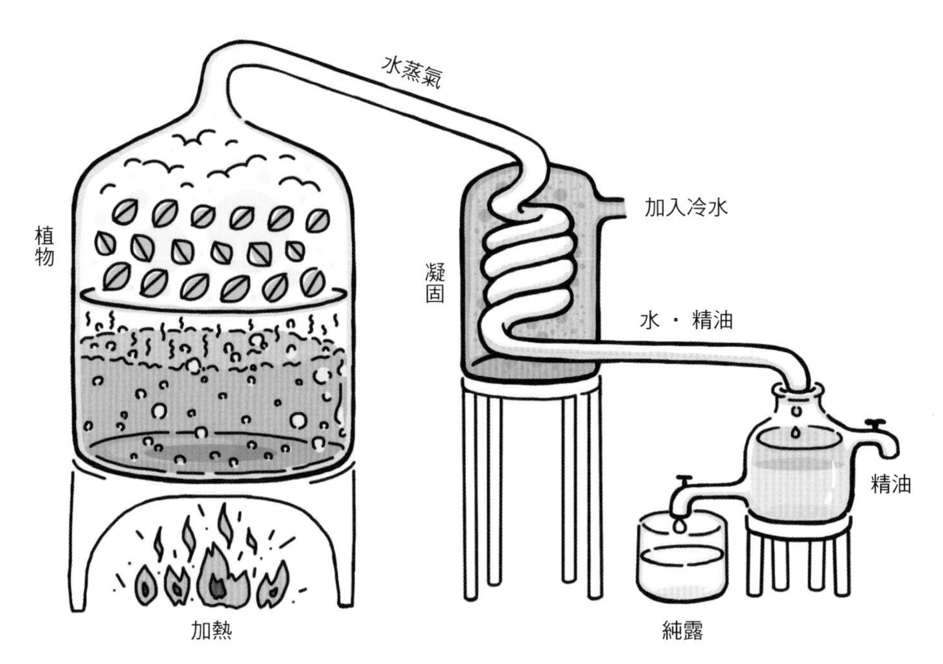

▲ 透過「水蒸氣蒸餾法」萃取出精油和純露。

冷壓法

又稱壓榨法，大多用來萃取無法抵抗蒸餾熱氣的柑橘類精油（例如：佛手柑、甜橙、葡萄柚、檸檬、萊姆等），也可製作基底油。果皮經過壓榨後，會流出含水分及油質乳狀物質，接著進行透過機器的離心力方式萃取出精油。

脂吸法

這是非常古老的萃取方式，又稱油脂分離法，將牛油或豬油塗在玻璃框，再把花瓣鋪在上方，利用油脂吸收花瓣的精華，並不停更換花瓣直到油脂吸收飽和，接著以酒精萃取分離。由於萃取過程耗費原料、植物成本又耗時，現在很少人在使用。

浸漬法

將植物浸泡在熱油（通常是植物油），讓植物釋放出精華於熱油中，再經由過濾萃取出精油即可，所以又稱浸泡法、油泡法。有些芳療師習慣把花朵類直接浸泡植物油中當按摩油，省略了萃取過程。

溶劑萃取法

用有機溶劑取出植物精華的方式。通常第一道溶劑萃取後的物質濃度非常高，去除溶劑後會得到蠟質（稱為香料浸膏或凝香體），當中包含大量蠟質、顏料色素與芳香物質，接著取凝香體進行第二道溶劑萃取後，所得到的產物即為原精。

超臨界萃取法

又稱二氧化碳萃取法，是一種設備昂貴的新穎技術，以超臨界流體做為溶劑萃取出植物的芳香成分，優點為萃取時間短、無毒、無溶劑殘留等，不宜加熱的植物特別適合此萃取法。

精油&原精傻傻分不清

精油最常見是以蒸餾方法萃取；原精則是以「有機溶劑」從植物提煉，原精的香氣濃郁，經常用於香水中，透過溶劑萃取出來的產物，必須留意溶劑殘留的問題，所以不宜口服。

兒童適合芳香療法嗎？

在古代西藥還沒發明出來的時候，人們生病時就是用自然療法，而「芳香療法」就是自然療法之一。東方人使用的「中藥」為天然植物、西方人的天然植物則是拿去萃取成精油。近幾年，世界各地有相關研究顯示，芳香療法有助於兒童的身體與心靈發展，各機構也努力推廣嬰幼兒精油按摩活動，讓許多父母開始對這方面的資訊產生興趣，更希望透過按摩方式促進與孩子的親密關係。但是，精油要如何有效又安全應用在孩子身上呢？

兒童芳療與一般芳療的差異

由於兒童與大人的生理條件有差異，所以兒童芳療與一般芳療最大的差別在「精油濃度的稀釋」，就像用藥一樣，「由淺入深」才是使用精油最需注意的重點。如果一開始就下重本（高濃度劑量），有可能導致：①身體無法負荷、②之後沒有適合的量和精油可使用。除此之外只要劑量控制得宜、使用方法正確（詳見P.20～23），嬰兒及兒童依然可以安全使用芳療。

嬰幼兒必須避開的精油

塗抹於嬰幼兒（2歲以下）身上，必須避免刺激的精油，例如：迷迭香、肉桂皮、藍桉尤加利、醒目薰衣草、冬青、鼠尾草、百里香，這些精油容易影響血液流速，以及尚未發育完整的肝臟系統運作。

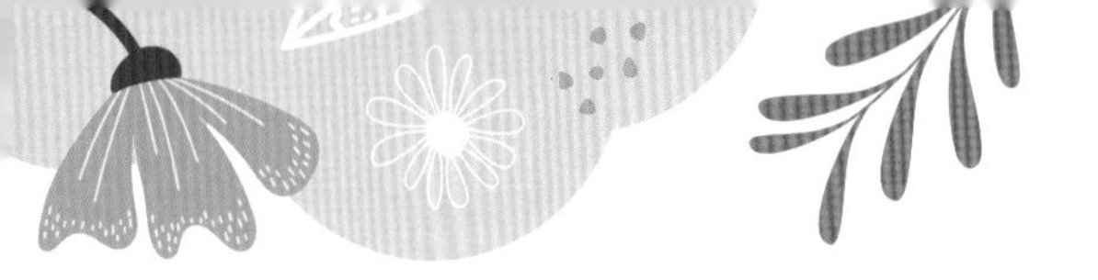

芳香療法對於小朋友的好處

想讓孩子擁有健康的身體，首先必須強壯免疫系統，就像蓋房子一樣，只要地基打好，房子就會堅固不倒！利用天然的芳香療法，由裡到外幫助小朋友調整到最佳身心狀態，就是一個很好的方式。記得選擇純植物提煉的天然精油，並且稀釋後再使用喔。

調整體質，增強抗病力

使用精油芳香療法，可提升孩子的抵抗力，並對皮膚、消化系統及支氣管炎皆有良好的改善，讓身體隨時保持最佳狀態。當抵抗力變弱時，選擇可以消毒殺菌、提升免疫力的精油，透過按摩或是擴香讓身體吸收香氛，可以藉此排除環境中和身體內的病毒、細菌，避免受到外界毒素的污染和侵害。

舒緩不適，降低藥物傷害

萃取天然植物的精油，會依照植物本身的特性帶有不同的功效，例如薰衣草，除了大家熟悉的鎮靜、安眠外，也可以達到抗發炎、舒緩疼痛的作用，對於小孩時常因跑跳碰而受傷的家長來說，是最適合隨身攜帶的常備精油。若能充分搭配各種精油，日常生活中很多不舒服的症狀都能夠自然緩解，減少藥物的使用，避免身體累積過多毒素和抗藥性。

舒緩放鬆，幫助入眠

孩子們一玩起來，常常過度亢奮無法平靜。因此，可以在孩童所處的空間、臥室裡使用減壓、放鬆的精油擴香，除了擁有清新的香氣，也能達到助眠效果，讓他們睡個好覺。當孩子有鼻塞或過敏時，也有助於幫他們舒緩不適、睡得更安穩。

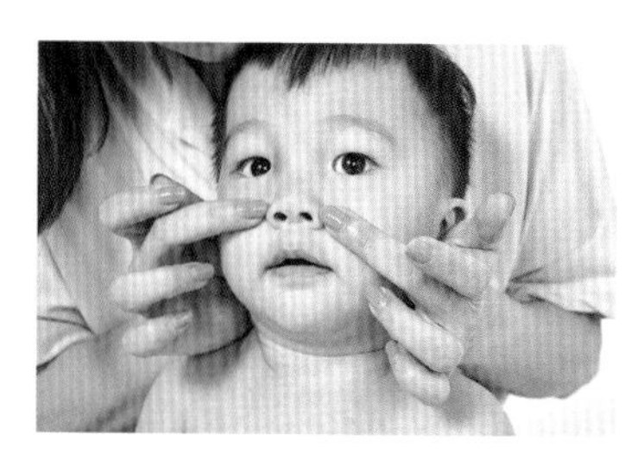

▲ 以精油搭配穴道按摩，加強呼吸道功能。

提升創造力，增加安全感

芳香療法除了舒緩身體上的問題外，對心靈的影響更是不容小覷，可以依照不同精油特性，達到鎮靜、安神、抗焦慮、提升注意力等各種幫助。透過芳香療法按摩，可以使孩子在同儕間更有安全感，並促進神經良性的刺激，對新鮮事物產生好奇心與創造力，增加人際關係與自信心；在親情方面，透過按摩與父母親的互動，能有效建立親密依附感及安全感。

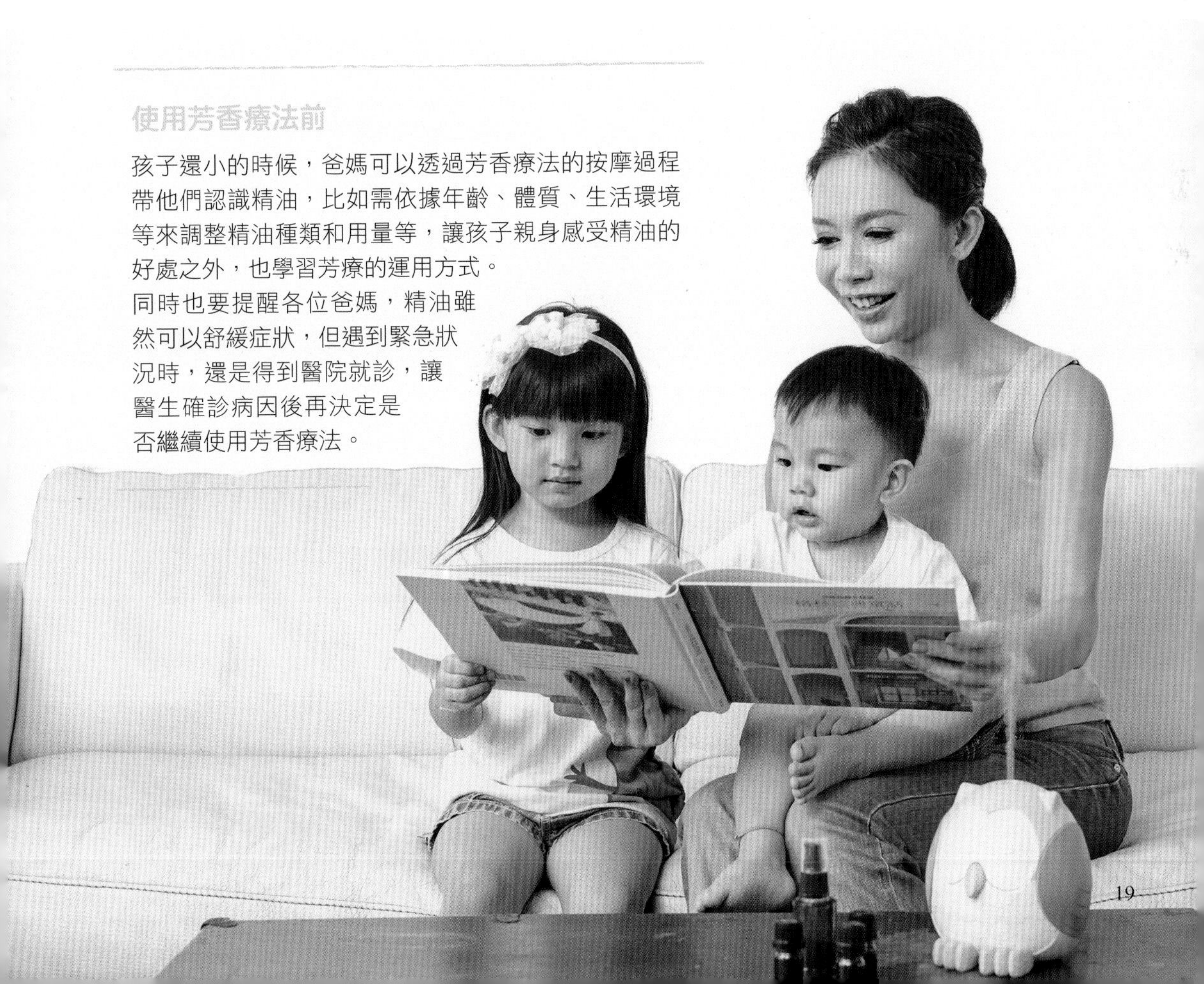

使用芳香療法前

孩子還小的時候，爸媽可以透過芳香療法的按摩過程帶他們認識精油，比如需依據年齡、體質、生活環境等來調整精油種類和用量等，讓孩子親身感受精油的好處之外，也學習芳療的運用方式。

同時也要提醒各位爸媽，精油雖然可以舒緩症狀，但遇到緊急狀況時，還是得到醫院就診，讓醫生確診病因後再決定是否繼續使用芳香療法。

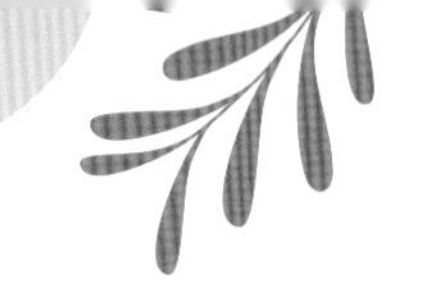

各年齡層孩子的芳療劑量

許多人會有這個疑慮，大人與小孩的精油使用量一樣嗎？由於嬰幼兒的循環比大人好、心跳頻率也較快，當精油進入小孩小小的身體裡後，精油分子的流動速度會更快，所以不能把大人的精油量用在孩子身上，必須依年齡層有所區別，才能讓孩子安全享受芳療。

基底油是精油的最佳拍檔

擴香使用的精油通常會加水稀釋，即使是純精油的擴香儀，在揮發到空氣中後，濃度也會降低許多，不會造成刺激性。但如果是抹在皮膚上的精油，就得先稀釋再使用了。接下來，將提供大家如何稀釋的方法，還有各年齡層適合的濃度，讓大家更方便使用。

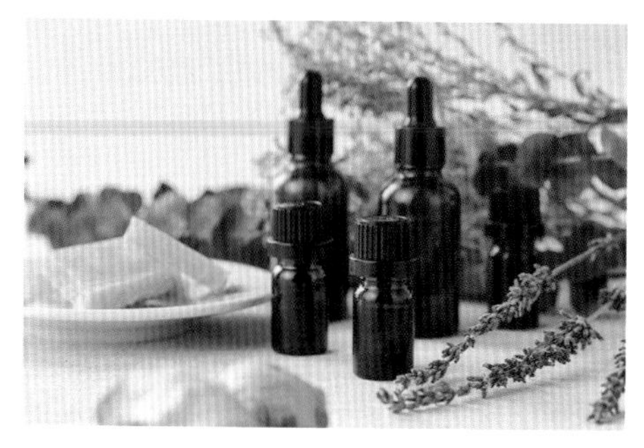

▲ 精油需用基底油或水稀釋再使用。

精油不宜直接塗抹皮膚

精油屬於高濃縮物質，直接塗在皮膚上太過刺激皮膚，也容易把表皮細胞的水分帶走，使皮膚變得乾燥且更敏感，尤其是肌膚嬌嫩的孩子們，更不建議直接塗抹。精油通常與基底油（植物油）拌勻稀釋，相當於用基底油鎖住精油分子，不僅可以減緩精油揮發的速度和刺激性，還有助於擴大按摩面積、避免浪費精油，同時達到滋潤肌膚的功效。

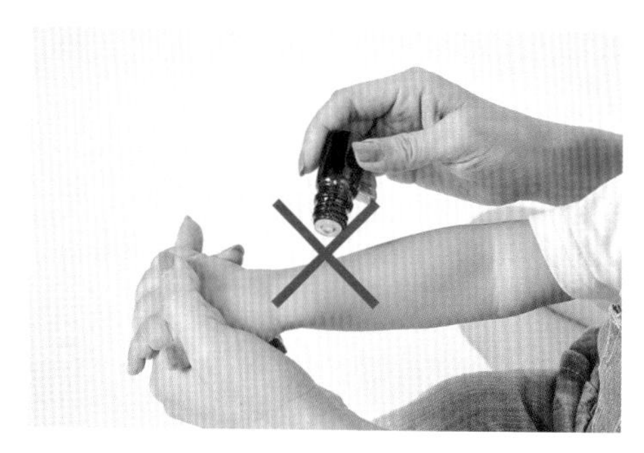

▲ 精油不可以直接滴在肌膚上。

分齡兒童適合的芳療法

年齡	芳香療法						
	嗅吸	塗抹	按摩	沐浴	擴香	噴霧	冷熱敷
6個月以下嬰兒	✓	✓	✓		✓	✓	✓
7個月～1歲嬰兒	✓	✓	✓	✓	✓	✓	✓
2歲以上兒童	✓	✓	✓	✓	✓	✓	✓

精油的使用方法有很多種，兒童跟大人主要的差別在於劑量的調整，尤其是2歲以下的嬰幼兒，更需要特別留意用量，並且避免長時間浸泡或使用濃度過高的擴香。除此之外，塗抹於嬰幼兒（2歲以下）身上，必須避免刺激的精油，以免影響血液流速及尚未發育完整的肝臟系統運作。

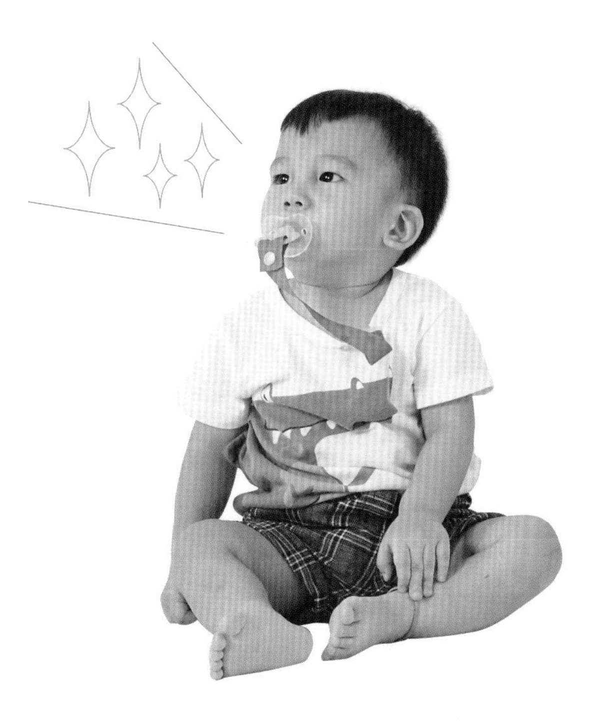

孩童NG精油

迷迭香、肉桂皮、藍桉尤加利、醒目薰衣草、冬青、鼠尾草、百里香等等。

「日常保養」分齡稀釋濃度

年齡層	精油稀釋濃度（%）
6個月以下嬰兒	0.5
7個月～1歲嬰兒	1
2歲以上兒童	2以上
成人：身體	3
成人：臉部	0.25～1
銀髮族	1

小朋友和老人家一樣，身體跟肌膚相對脆弱，因此在精油的使用上必須更謹慎，尤其是還在發育階段的嬰兒時期，除了慎選溫和的精油種類，更需要注意劑量多寡。精油在某方面來說和藥物一樣，用久了容易產生抗性，所以剛接觸精油的人，建議都從少劑量開始，再依照需求慢慢加重濃度。

「緊急狀況」分齡稀釋濃度

年齡層	症狀	精油稀釋濃度（%）
嬰幼兒	外傷	2～4
	內傷	2
成人	外傷	5～10
	內傷	5
銀髮族	外傷	2～4
	內傷	2

在一般情況下，嬰幼兒的精油使用量必須依照年齡稀釋。緊急時刻為了快速達到效果，劑量可以調整至2～4%左右，但並非常態。此外，如果孩子出現異常病症，為了避免錯誤判斷，在以芳療舒緩不適之餘，也要盡快到醫院讓醫生診斷，才能得到最適切的治療。

常見外傷

瘀青、刀傷、輕微燙傷、擦傷、蚊蟲咬傷、皮膚疹等。

常見內傷

咳嗽、氣喘、支氣管過敏、拉肚子、腸胃不適等。

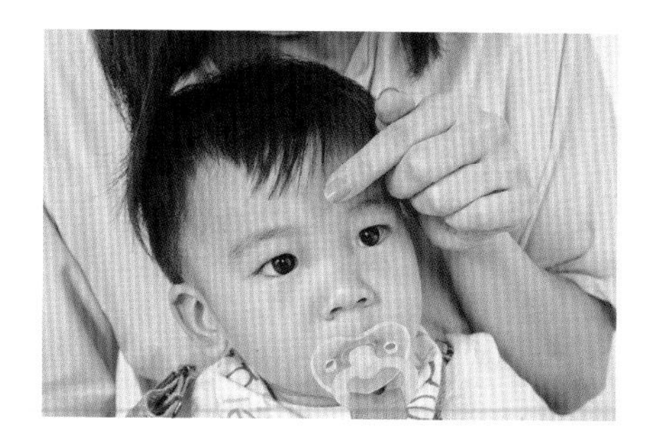

精油總滴數計算公式

精油的一次使用量很少，不好用ml數精準計算，所以為了方便操作，在芳療的使用上多半以「滴數」標示。精油算滴數的方式很簡單，只要先找一個盛裝的容器，知道裝滿基底油的容量後，再乘以需要的稀釋濃度就可以了，算法如下：

容器容量 × 稀釋濃度 ×20 = 精油總滴數

【舉例說明】

10（ml）×0.02（2%）×20＝4滴

→10ml基底油加4滴精油，等於2%的濃度。

20（ml）×0.02（2%）×20＝8滴

→20ml基底油加8滴精油，等於2%的濃度。

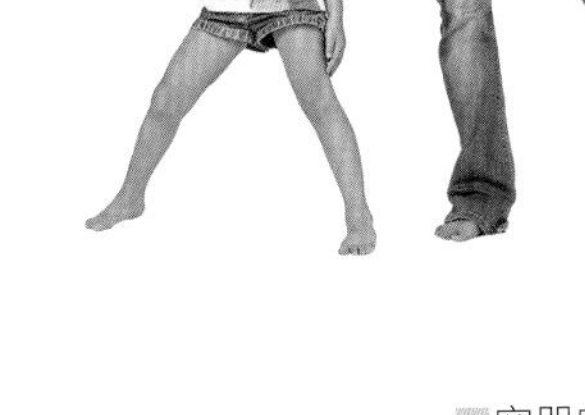

精油稀釋濃度與總滴數一覽表

容器容量
稀釋濃度
精油滴數

	5ml瓶子	10ml瓶子	15ml瓶子	20ml瓶子	50ml瓶子
0.5%	-	1	-	2	5
1%	1	2	3	4	10
2%	2	4	6	8	20
3%	3	6	9	12	30
4%	4	8	12	16	40
5%	5	10	15	20	50
6%	6	12	18	24	60
7%	7	14	21	28	70
8%	8	16	24	32	80
9%	9	18	27	36	90
10%	10	20	30	40	100
15%	15	30	45	60	150
20%	20	40	60	80	200

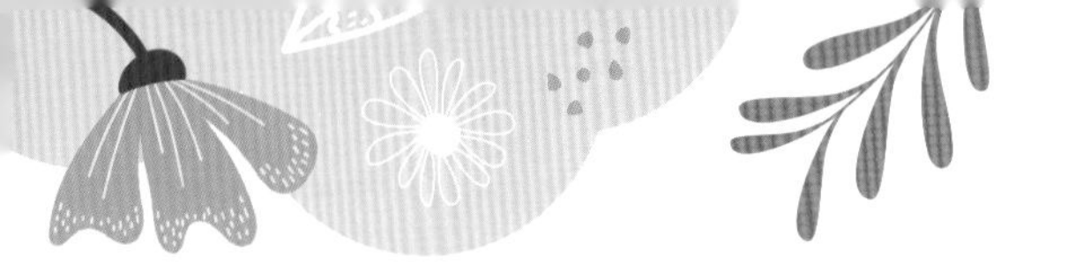

常見的芳香療法與舒緩效果

精油種類多，芳療的方式也很多。使用時，可以針對身心狀況、需求、使用環境、手邊工具，選擇最適當的方式及精油。譬如想穩定情緒、舒緩鼻塞，可以選擇擴香、噴霧、嗅吸方式；想要解除疲倦、放鬆肌肉、舒緩疼痛時，可藉由按摩來減輕身體的不適。大家只要多留意各項芳療重點，嬰兒與兒童也可以很安全使用，讓孩子透過吸嗅、按摩、擴香等效舒緩症狀。

嗅吸法

藉由吸入精油分子，達到身心滿足與保健效果的方式。可以將精油滴在掌心、碗、棉球、手帕、衛生紙等，也有人喜歡將精油滴入一種鑲綴小容器的香氛項鍊中，掛在頸部。我自己最常用的方式，是將精油滴於掌心後搓熱，再摀住口鼻深呼吸，讓濃度更深的香氣進入體內，達到舒緩效果（很適合用在感冒鼻塞或流鼻涕）。幼童進行嗅吸法時，父母必須陪在身邊，以免用錯方式導致反效果，剛開始讓孩子嗅吸的時間不要超過30秒，等慢慢適應後，再延長至1～2分鐘。

- **主要舒緩改善：**呼吸道症狀、精神狀況不佳、情緒不穩、壓力大等。

塗抹法

塗抹法是最常用的芳療法，適合舒緩疼痛、處理外傷的癒合。將精油與基底油（植物油）混合製作成油膏或乳液，塗抹於患處，或是脊椎、腳底等，藉由脊椎或腳底反射區中的穴位達到

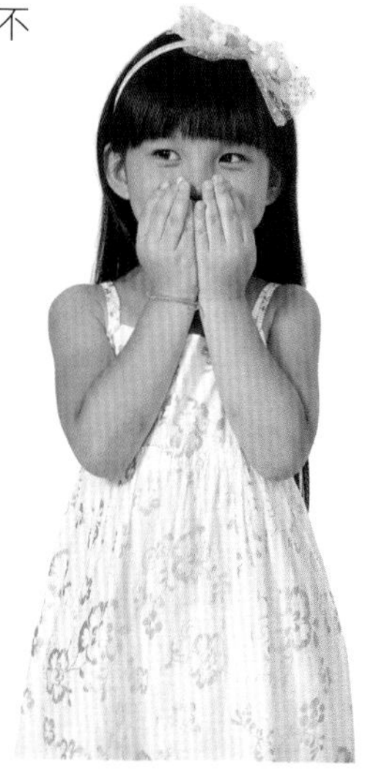

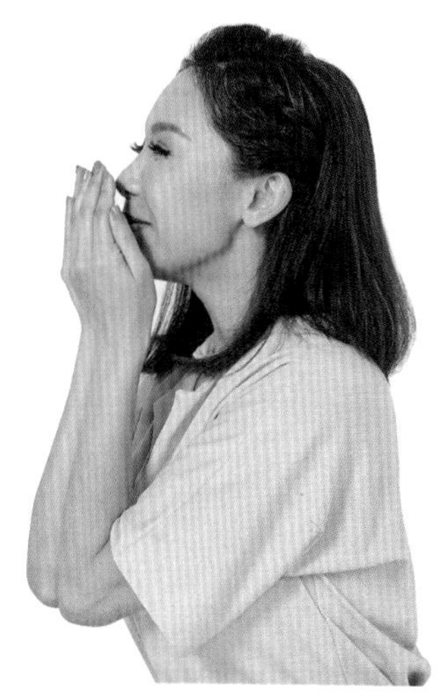

▲ 摀住口鼻深呼吸，將精油精華芬子帶入體內。

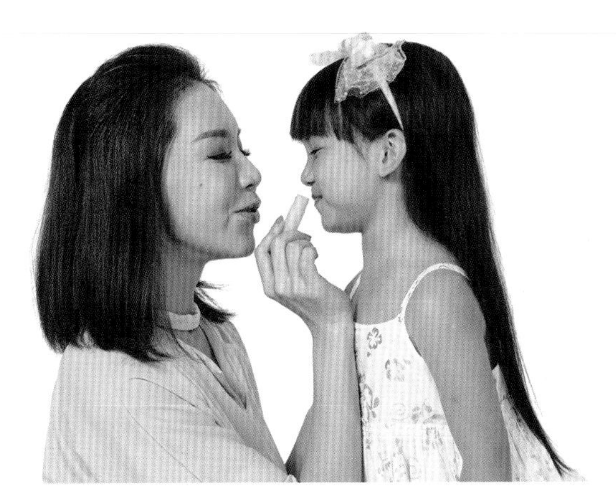

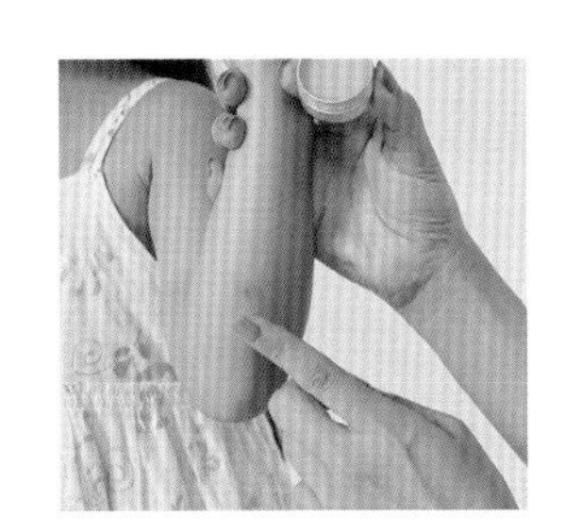

▲ 塗抹法可舒緩疼痛與保護肌膚健康。

身體對應部位的舒緩。油膏與乳液的好處是方便攜帶及長效停留，我都會準備好蚊蟲叮咬膏（請參考P.123）放在孩子的書包裡。

透過塗抹的方式可以隨時保護傷口、加速傷口癒合、舒緩疼痛，讓精油效果持續更久；基底油還可以滋潤乾燥或脫皮的肌膚，及達到減緩精油揮發的作用。

- **主要舒緩改善：**疼痛、瘀青、外傷、蚊蟲叮咬、皮膚疹等。

按摩法

按摩法是最原始，也是最有效將精油成分帶入體內的保健方式。將精油與基底油（植物油）混合後，利用按摩手法將精油滲入皮膚，促進血液循環達全身，有助於淋巴液的循環、排除體內毒素、提升免疫系統、舒緩神經緊蹦的肌肉與酸痛，但不建議吃飽後馬上按摩。

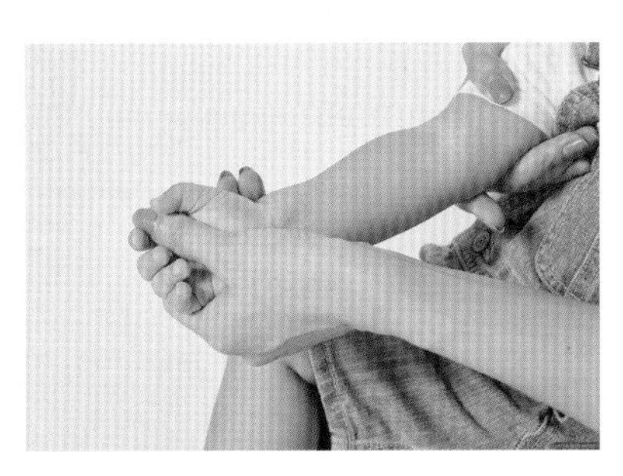

▲ 芳療按摩可增進親子關係。

按摩亦是最舒適的芳療法，不論是臉部、身體、頭皮的按摩，都有讓人徹底放鬆的功效。除此之外，按摩亦可拉近與家人的情感，平時或睡前為孩子按摩，能增加孩子的安全感與親密情感。請留意嬰兒與兒童所用的精油稀釋濃度需比成人低，嬰兒的精油濃度0.5～1%、2歲以上兒童1%～2%、成人3%為佳。

・**主要舒緩改善：**肌肉緊繃或酸痛、抵抗力差、緊張浮躁情緒、失眠等。

沐浴法

小朋友喜歡的泡澡玩水，也是沐浴芳療最好的時機。沐浴有全身盆浴、局部手腳浴兩種，透過熱水將毛細孔打開，精油會很快滲透到皮膚裡，就能達到放鬆肌肉、舒緩疲勞的效果。

將2滴純精油滴入兒童浴盆，加水至三分之二滿（大約20公升），加一點點海鹽或玫瑰鹽（因為精油與水無法融合，需透過鹽當媒介），用手稍微拌勻，就可以讓孩子泡澡。若是一般長型浴缸，則以兒童用浴盆比例決定精油滴數。

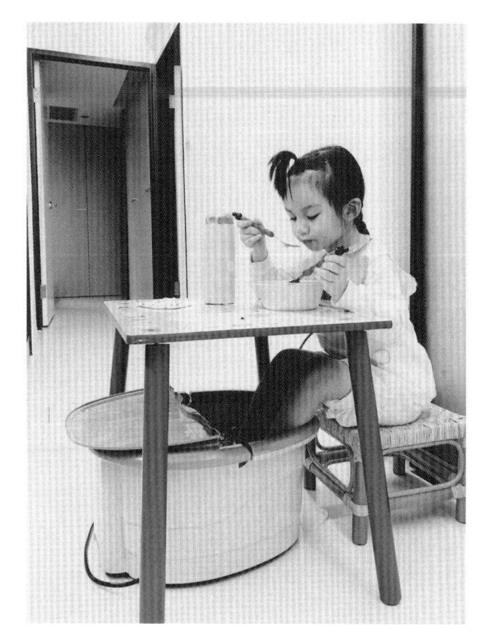

▲ 沐浴法包含全身浴、局部手腳浴。

記得水溫不宜超過38°C，微溫狀態即可，以免增加心臟負擔，在泡澡後15分鐘內取適量按摩油塗抹身體按摩至吸收、加強肌膚保溼，並喝一杯溫水，有助促進排毒，並留意泡澡時間不超過20分鐘為佳。或是沐浴乳中加1～2滴精油，讓孩子藉由搓揉清洗身體後再泡澡。透過沐浴法，同時可嗅吸精油滴入熱水所散發的香氣，也有與皮膚接觸的泡澡雙重享受。

・**主要舒緩改善：**身心疲憊、情緒不穩、手腳冰冷、抵抗力差等。

擴香法

擴香法是最為溫和且安全的擴香方式，藉由將精油滴入水氧機或擴香儀中，讓精油分子自然揮發，把萃取自草、花、果實中的精華均勻擴散至空氣中，讓香氣飄散開來，達到淨化空間的作用，同時，小朋友從口鼻及呼吸道將精油吸入體內後，香氣會進入下丘腦，自然達到身體與心靈的放鬆與紓壓。

- **主要舒緩改善：**呼吸道症狀、情緒不佳、淨化空氣等。

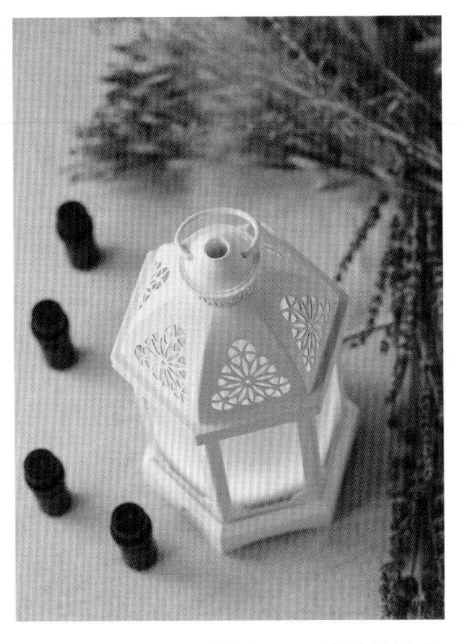

▲ 透過擴香器具輔助，可讓精油均勻充滿空間。

看清楚精油可以用在哪！

使用精油前，一定要先了解手上這瓶精油的用途及純度，請看清楚外包裝標示，如果瓶身註明只能擴香，即表示不能塗抹在身體上，因為並不是每一瓶精油都可以用於皮膚喔！

噴霧法

在噴霧瓶內將精油與基底油（植物油）搖勻後，噴灑於空間可清新空氣；或用來預防病毒性傳染，比如消毒玩具；甚至裝保濕水隨時可噴於臉部（記得先閉上眼睛再噴），可當美顏用途，更適合稀釋時使用，因為噴霧瓶噴灑出來的量比滾珠瓶或乳液瓶更少，所以適合大面積使用。噴灑時由上而下並留意勿噴到自己或旁人眼睛。

- **主要舒緩改善：**淨化生活空間、消毒玩具、預防病毒與蚊蟲叮咬等。

冷熱敷

又稱覆蓋法，臉盆中加冷水或溫水，加入幾滴精油和一匙鹽後攪動均勻，把毛巾放入臉盆後沾濕，撈起毛巾後擰除多餘水分，將毛巾敷在需要舒緩的部位10～15分鐘，並用雙手輕輕按壓，讓帶有精油的水分滲入皮膚。如果是敷臉，記得閉上眼睛，有氣喘的孩子不宜使用此法，因為吸入熱氣容易引發氣喘。

冷敷具鎮定安撫作用，可舒緩頭痛、發燒、眼睛疲勞、急性扭傷、皮膚曬傷；熱敷有助促進血液循環、肌肉放鬆等。

- **主要舒緩改善：**扭傷、頭痛、發燒、疲勞等。

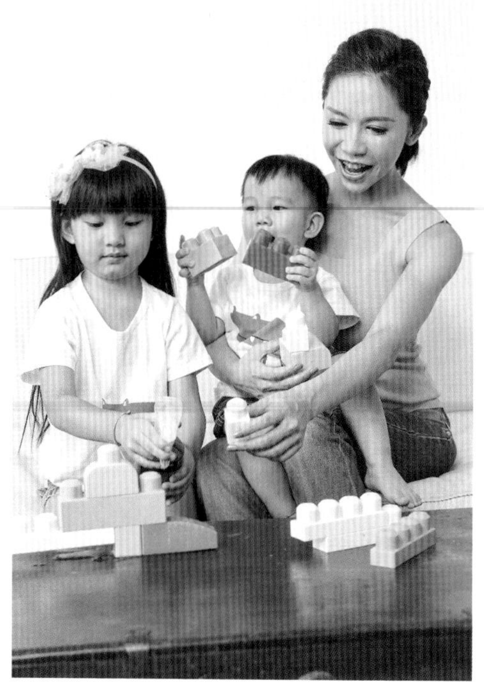

▲ 噴霧法也很適合用在需要大面積噴灑的清潔噴霧。

基底油是精油的媒介

基底油又稱基礎油，依種類從花草，蔬菜，根莖，種子，果實中萃取的非揮發性油脂。基底油的主要成分是亞油酸，但因萃取的原料不同而含不一樣的營養素，可直接當作潤膚保養油。我們亦可利用基底油稀釋精油，比較常見並有修復肌膚功能的基底油為甜杏仁油、葡萄籽油、荷荷芭油、金盞花油、月見草油、葵花子油、小麥胚芽油。

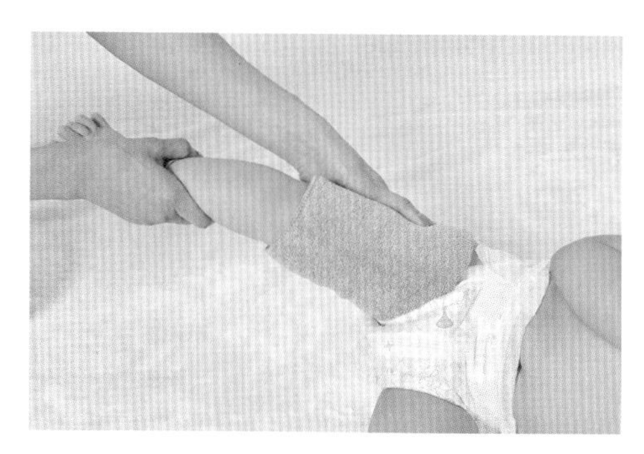

▲ 以冷熱敷的方式沾濕毛巾，敷在需要舒緩的部位。

用脈輪和經絡穴位增強功效

脈輪的理論源自印度，古印度人認為人體中線有七個主要脈輪，每一個脈輪對身心靈都有特定的能量及對應的顏色。中醫的經絡穴位也是，每個穴位皆有對應的器官。這兩者的概念都是氣的流動，只要配合精油芳療按摩，對大人與小孩都能達到一定的身心靈修護作用。

呵護身心健康的脈輪能量

七個脈輪由下至上及代表顏色為海底輪（紅）、臍輪（橘）、太陽輪（黃）、心輪（綠）、喉輪（藍）、眉間輪（靛）、頂輪（紫），這七大脈輪對應身體重要的器官、神經叢和內分泌腺體等，只要它們正常運作，就能達到身心的健康與平靜；當某個輪堵塞不順時，就能利用所屬精油修復與調整心情。爸媽可以觀察孩子的狀態，找到適合寶貝的脈輪芳療，達到保健身心靈的作用喔。

七大脈輪與建議精油

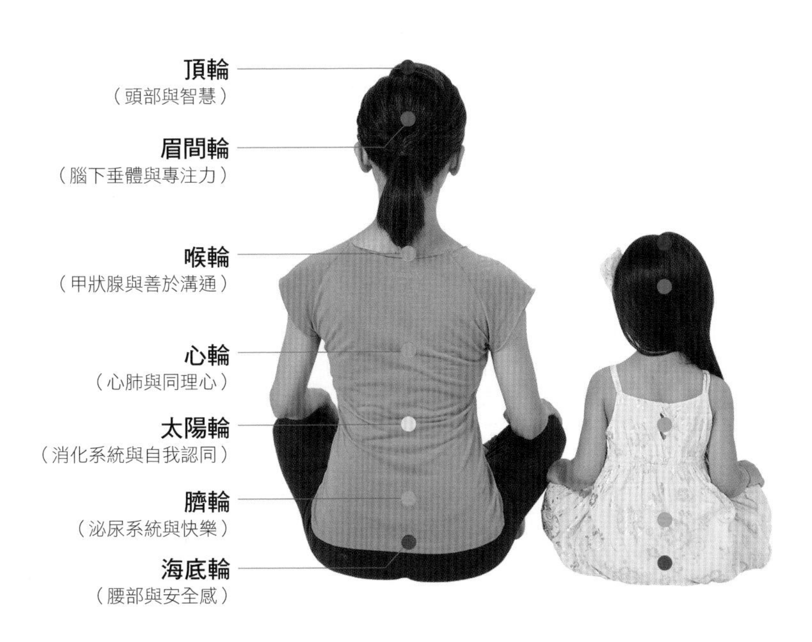

輪／顏色	位置	失衡症狀	建議精油
頂輪（紫）	頭頂中央	生理：失眠、頭痛、腦部缺氧等。 心理：沮喪、生活無重心、思考受限等。	乳香、真正薰衣草、澄花、胡蘿蔔籽
眉間輪（靛）	眉心間稍下方	生理：頭痛、眼睛疲勞、睡眠障礙等。 心理：注意力不集中、判斷力困惑等。	北非雪松、乳香、冷杉、葡萄柚
喉輪（藍）	喉部	生理：感冒、甲狀腺、聽覺問題等。 心理：溝通能力差、情緒易波動等。	茶樹、香桃木、丁香、羅馬洋甘菊
心輪（綠）	乳房中間	生理：心肺疾病、支氣管炎、背部酸痛等。 心理：缺乏同情心、易怒、消極態度等。	檸檬、澳洲尤加利、佛手柑、苦橙葉
太陽輪（黃）	肚臍與肋骨中間	生理：腸胃不適、腎上腺失衡等。 心理：煩躁焦慮、害怕、卻乏自信等。	薑、檸檬香茅、岩蘭草、茴香
臍輪（橘）	肚臍下方1吋	生理：抵抗力變差、泌尿系統問題等。 心理：缺乏創造力、批評別人等。	北非雪松、甜橙、玫瑰、快樂鼠尾草
海底輪（紅）	脊椎骨尾端	生理：肥胖、便秘、腰痛、身體疲勞等。 心理：卻乏活力與安全感、憂鬱等。	絲柏、臘菊、廣藿香、安息香

適合兒童的脈輪芳療

1. 沒有安全感：塗抹在脊椎骨尾端（海底輪），可增加安全感，提升對生命與生活的熱情與活力，精油配方見P.96。
2. 增加熱情與活力：塗抹在肚臍下方1吋位置（臍輪），能讓孩子的內心充滿快樂與創造力，精油配方見P.100。
3. 缺乏靈感：塗抹在喉嚨位置（喉輪），有助於改善孩子的表達與溝通能力，精油配方見P.102。

兒童常用的經絡穴位

穴位遍布全身，每一種疾病都能找到相應的穴位，對於小朋友來說，最常用到的穴位為改善鼻塞的迎香穴、風池穴及印堂穴，以及消化系統的腎俞穴，可以使他們的腸胃獲得舒緩。父母可以透過這些穴位搭配適合的精油按摩舒緩身心狀態，

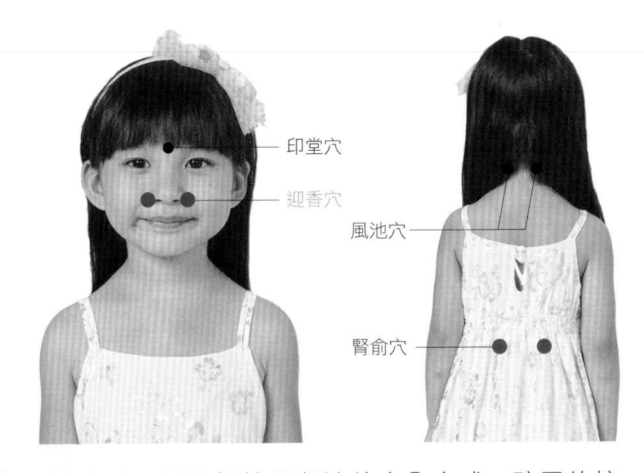

穴位芳療按摩不像針灸之類的侵入性療法，是比較簡單舒適的安全方式，孩子的接受度也比較高。爸媽為孩子按摩的時候，可多留意如下重點，有助於提升效果及避免造成孩子不舒服。

按摩前

父母的雙手先清潔乾淨，若指甲比較長最好先剪短，並拿下戒指等容易刮傷皮膚的飾品，避免在按摩時造成孩子肌膚受傷。按摩前先將雙手掌心稍微搓熱，可提高精油效果。

按摩中

讓小朋友採取最舒適的姿勢，按摩力道不要忽快忽慢，保持平穩且緩慢的規律，孩子才會覺得舒適。

按摩後

按摩完後，記得給孩子喝500cc溫開水，能促進體內排毒與新陳代謝。如果按摩完小朋友想要洗澡，盡量避免水溫太低，最好用溫熱的水達到保暖和保健的作用。

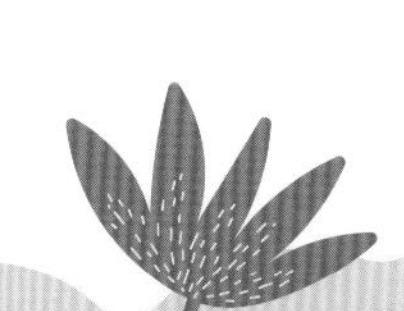

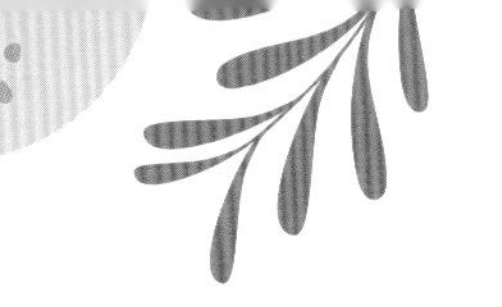

芳香療法常見Q & A

Q1：精油真的可以舒緩病症嗎？

A：古代沒有藥物的時候，在人們、動物身體有病痛時，就會到野外尋找有利於舒緩疼痛的植物，有的植物可直接食用，有些要先搗碎才能敷在不舒服的部位舒緩不適症狀。當我們聞到美好的味道時，心情會快樂，譬如到花園聞到花香味，香氣透過嗅覺吸入人體，香氛會令人感到愉悅、忘卻煩惱。精油是從植物萃取出來，各有不同功效，它們所散發出來的氣味就如同我們走進大自然，聞到芳香味，身心自然會得到舒緩。

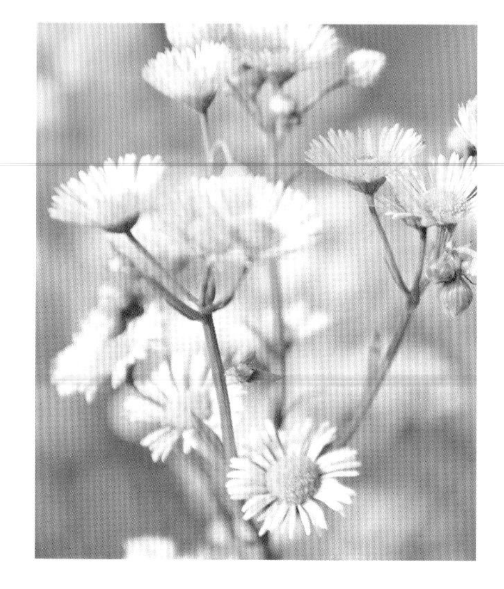

Q2：大人和小孩的芳療不一樣嗎？

A：完全不一樣！就像到醫院就診，醫生會根據患者的年齡、體重、症狀程度等評估適合的藥物、劑量及治療方式一樣，精油的種類和稀釋濃度也會不同。嬰兒、幼兒、兒童、成人的稀釋濃度詳見P.20～23，原則上只要挑選刺激性低的精油，或是已經稀釋好濃度比例的精油，都可以讓小孩使用，但6個月以下嬰兒因為皮膚發育尚未完善，代謝精油的速度較成人差，應謹慎使用。

Q3：孩子不小心吃進精油或揉進眼睛，怎麼辦？

A：誤食精油或不小心揉到眼睛時，當下千萬不能喝水或用水清洗眼睛，會讓身體更不舒服，不過，也不需要過度慌張，因為精油是植物萃取出來的，換個說法，就像在野外誤食花草，只要確定手中的精油來源值得信賴，就不必擔心有中毒的危險，但也不能因此大意，讓孩童吃太多。

精油的本質是油性，大部分吃了舌頭會辣辣或苦苦的感覺，通常也不是小朋友喜歡的味道。如果不小心誤食，可以讓孩子喝一點點基底油（植物油）稀釋，減少精油在口腔或喉嚨的刺激感；若精油不小心揉入眼睛，同樣滴些基底油減輕不適（油不溶於水，無法沖洗乾淨），等到不舒服感改善後，就可以拿乾淨的毛巾擦掉基底油。

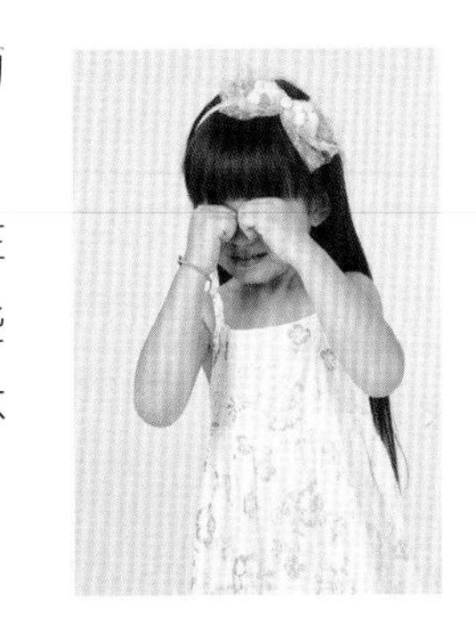

Q4：如何分辨精油品質？

A：可從精油的香氣持久度以及外觀上簡易分辨。如果精油的香氣擴散1小時後越來越淡，反而表示成分很純，因為天然精油會在接觸空氣後逐漸揮發，不像合成精油濃郁嗆鼻，而且味道可維持數小時以上。從外觀看，純精油質地似水且易揮發，和基底油拌合後抹在皮膚，很容易被皮膚吸收；反之，如果品質不純，可能會有油耗味重、觸感油膩、不易揮發等現象。

Q5：挑選基底油的重點與保存？

A：基本上純天然無雜質、無人工化學成分的油就是好油，購買時宜留意產地、保存期限及成分純度。基底油（植物油）與精油一樣不能接觸高溫潮濕或陽光曝曬，也不宜接觸空氣太久，以免加速氧化。基底油不需要冷藏，因為有些油冷藏會產生凝結或結晶，之後使用較不方便；冬天溫度低時基底油（植物油）的流動性會變差，可以用手的溫度或隔溫水微微加熱瓶身。

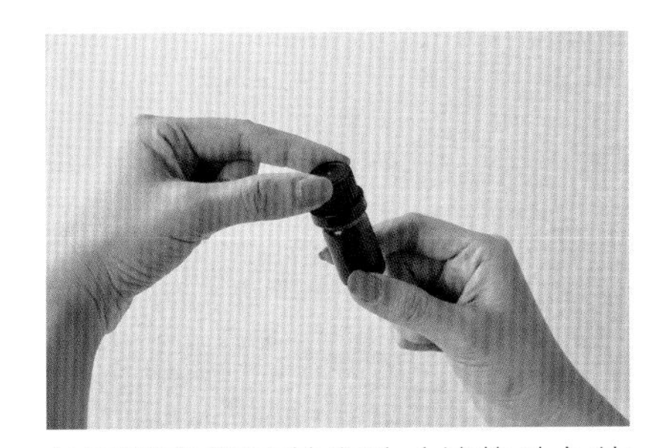

雖然植物油不會揮發，但含有豐富的不飽和脂肪，與空氣接觸後容易氧化產生油耗味，因此倒出使用量後應立即蓋上瓶蓋關緊，或是分裝小瓶避免開關次數頻繁，也可買小量裝，快用完再買新的。開封後盡速使用，建議6個月內使用完為佳。

Q6：為什麼芳香療法需要基底油？

A：基底油（植物油）的英文為base oil或carry，為稀釋精油的媒介。純精油直接接觸皮膚太過刺激，尤其用在兒童身上時，一定要經過稀釋才行，這時候，基底油的存在就很重要。精油與基底油混合後，一方面可降低精油刺激性，另一方面也可以稀釋濃度，避免一開始用精油用太重，之後遇到更嚴重的症狀時，再多再好的精油都無法處理。

有些人會問：「烹調料理的油可以做為按摩或稀釋用的基底油嗎？」雖然炒菜用的油也是植物油，但因為萃取方式、所含分子不同，且用在身體的油分子需要更小才容易被皮膚吸收，所以建議選擇專門做為芳療按摩的植物基底油。

Q7：適合兒童的基底油有什麼特性？

A：基底油很多種，並且都是植物性，含有豐富的礦物質和維生素。但什麼狀況用哪一種基底油搭配精油也是一門學問，譬如臉部是油性肌膚，卻用椰子油天天擦，這樣反而會阻塞毛孔，讓皮膚狀況變得更糟糕。書中列舉的7款常用基底油各有不同功效，只要瞭解其特性，與精油搭配後效果將事半功倍。

1. **甜杏仁油：**富含維生素、蛋白質和礦物質，成分溫和具保濕性，適合各種膚質且容易被肌膚吸收，可以改善皮膚乾燥、發炎或發癢，更適合嬌嫩肌膚的兒童使用。

2. **葡萄籽油：**溫和低刺激、質地清爽、沒有太重的味道，非常適合用於兒童芳療，並且富含抗氧化物及維生素，可以舒緩濕疹、過敏等肌膚問題。

3. **荷荷芭油：**是一種液態蠟，親膚性強、滋潤效果好，對於兒童的細緻肌膚而言是很好的保濕品，而且含許多抗氧化物，不易變質，適合居家常備使用。

4. **金盞花油：**古時候即常運用於改善濕疹、發炎、搔癢等症狀，也是製作嬰兒屁屁霜的常見植物油，本身具接近SPF15的天然防曬成分。

5.月見草油：延展性佳、清爽容易被皮膚吸收，並含豐富的omega-6脂肪酸，可有效舒緩因皮膚乾燥引起的發癢、敏感。缺點是氣味較重，大部分會與其他植物油調和使用。

6.葵花籽油：溫和不易過敏，具一定的保濕效果，有助於改善皮膚乾燥脫皮。由於產量高、價格親民，是需要大量使用或是稀釋精油時最常選擇的植物油。

7.小麥胚芽油：質地黏稠濃厚，但保濕性強，天氣太冷肌膚龜裂或是乾燥時，可以配合精油達到快速修復的功效。

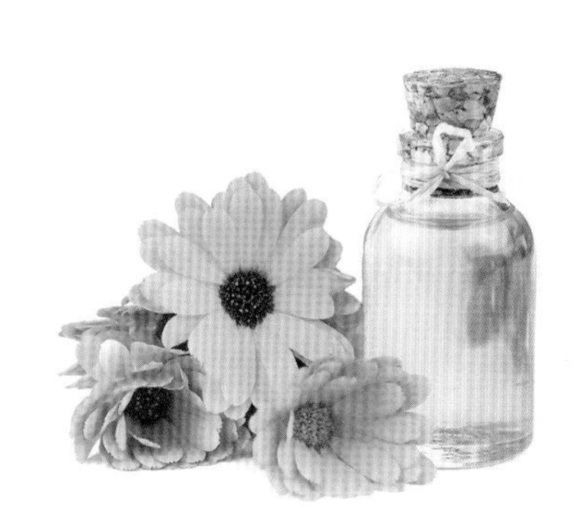

Q8：擴香用的機器有哪幾種？

A：擴香用的精油量必須根據空間大小決定，空間越大使用量越多，4坪大空間約需精油4滴（可視情況增減1～2滴），而市面上擴香機器很多種，如何挑選適合的，以下舉出幾種說明。

1.水氧式擴香儀：個人較推薦這款擴香儀，能自行調整精油濃度，使用上較安全，但挑選時多留意材質，因為純精油濃度高，可能造成塑膠分解，產生不好的化學氣體，所以選購時必須先確認擴香機的塑膠材質，建議選擇比較耐酸鹼的PET、HDPE、PP材質，或是詢問製造商欲購買的擴香儀可否使用純精油，當然前提是這家廠商值得信賴。

2.純精油擴香儀：因為沒有加水稀釋，精油的消耗量大，純精油擴香儀常用在治療性質，譬如小孩的氣管問題需要使用擴香法，此時用純精油擴香儀最佳，因為濃度最高，效果最好。呼吸道問題非常適合使用嗅吸法舒緩，當然也可以使用需要加水的水氧式擴香儀，只是吸入的精油成份就會比較少。

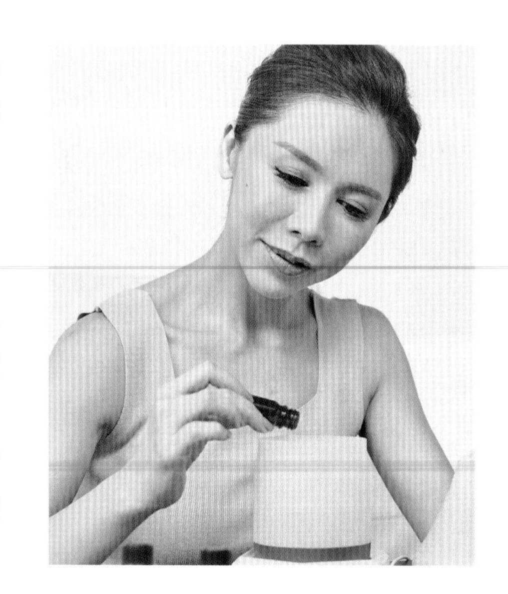

3.夜燈型插電式擴香儀：通常外觀比較小型，我個人覺得很危險，不建議使用。小孩或寵物很容易碰撞到導致精油滲到插座，有電線走火的危險性。

4.精油加熱擴香儀：精油加熱不宜超過60°C，使用這種燃燒精油的擴香法，只是將精油成分燒完，但卻沒有任何效果而且很危險，家裡若有小孩或寵物也請避免使用這類擴香儀。

Q9：精油可以加入嬰兒油中？

A：市售嬰兒油大部分是礦物油製成，容易阻擋精油分子滲入皮膚，不適合用在芳香療法，若又買到成分不明的嬰兒油，因為無法評估能會產生的化學變化是否對皮膚有傷害，所以不建議將精油加入嬰兒油使用。

Q10：製作居家清潔用品的重點？

A：一般家裡沒有無塵設備，所以必須做好清潔消毒，將所有工具、裝盛容器噴上75%酒精消毒，風乾後使用。做好的清潔保養品，因為已經混合了其他物料，成分不單純、容易變質，不適合久放，建議酌量製作，以免分量太多用很久。做好後盡快用完，若顏色與氣味與一開始有差異，表示已經變質，必須停止使用。

因為精油已經和其他成分的物料混合，所以成分不單純，不宜一次做太多且盡快使用完，若你發現顏色與氣味與一開始有差異，表示已變質，就必須停止使用。

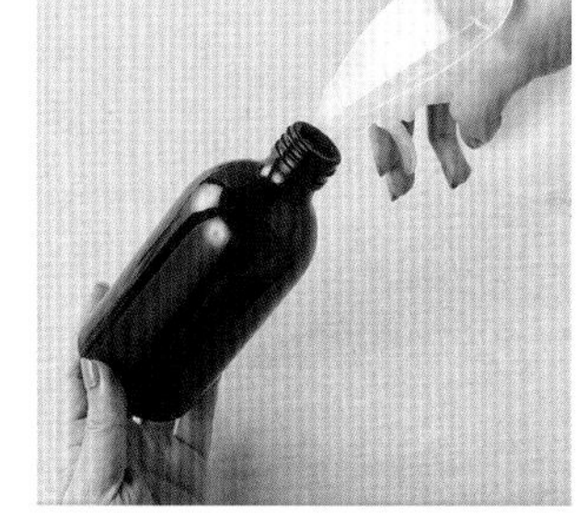

孩子一日芳療生活示範

孩子是爸媽心中的寶，我們都希望在他們成長的路上成為他們的助力。而能夠同時調節身心的芳香療法，就是很好的輔助方式。這裡我將依照小學生普遍的作息，提供「一日芳療」給大家參考，一開始可由父母幫忙準備，一邊教孩子使用的精油之特性，慢慢讓他們自己操作。但建議小學以下的幼兒，還是由爸媽準備比較安全喔！

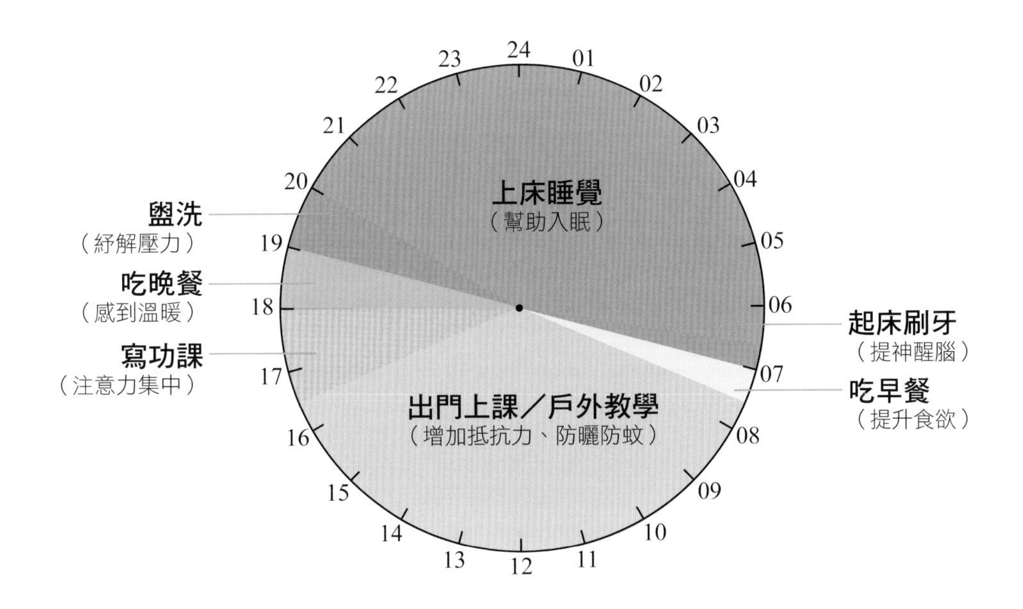

起床刷牙（06：40～07：00）

孩子早上賴床爬不起來的時候，很適合用精油芳療幫他們提神醒腦，可以在孩子起床的前20分鐘選擇如下精油擴香，例如：薄荷、迷迭香、尤加利，或參考振奮精神的精油（P.101）擴香，讓寶貝的腦部甦醒，以充沛的精神來迎接一天的開始。

吃早餐（07：00～07：30）

剛起床比較沒有食欲，可用柑橘類精油擴香，例如：檸檬、甜橙、橘子、葡萄柚，這類精油聞起來香甜，很容易引起食欲，或參考食欲不佳時的精油配方（P.83）擴香，瞬間讓孩子開心享用早餐，補充滿滿的營養。

出門上課／戶外教學（07：30～16：30）

穿襪子前，挑選可以幫助增強抵抗力的精油（取數滴丁香、肉桂、迷迭香、檸檬、澳洲尤加利，和基底油拌勻稀釋），塗在孩子的腳底，可以參考腸病毒精油配方（P.87）擦拭全身提升免疫力。學校偶爾有戶外教學時，也可以為小朋友準備含有檸檬、香茅、茶樹等精油的防曬噴霧（P.137）、蚊蟲叮咬膏（P.123），讓孩子放在書包隨身帶著，或孩子出門前先在衣物上噴灑，這樣的氣味能讓蚊蟲不敢靠過來，並叮嚀寶貝每2小時噴一次，以持續精油在身上的時效性，預防蚊蟲叮咬。

寫功課（16：30～18：00）

晚餐後，孩子要開始寫作業或準備明天的考試，但往往很難集中注意力，一下子玩玩具、一會兒又看電視，很容易被外物影響。這時候可以用這幾種精油擴香（例如：澳洲尤加利、乳香、德國洋甘菊、薄荷、茶樹），讓孩子的腦部保持清晰思考、集中注意力，或參考注意力渙散（P.89）、容易忘東忘西（P.94）的精油配方，幫助寶貝順利且有效率完成作業。

吃晚餐（18：00～19：00）

在學校上課一整天，可能會遇到沮喪的事，我們可以給寶貝一個熱情的擁抱，讓他們感受溫暖；若不習慣肢體接觸的孩子，不妨在用餐時刻，選擇能重拾信心與促進食欲的精油擴香（例如：佛手柑、北非雪松、薰衣草、檸檬、甜橙、茶樹、岩蘭草），或參考增加熱情與活力的精油（P.100）擴香，爸媽可以像朋友一樣與孩子輕鬆聊天，聽他分享今天在學校有趣的事和學習心得，藉此增進親子互動與情感。

盥洗（19：00～20：00）

睡覺前可以滴2滴真正薰衣草等放鬆與紓壓的精油於兒童浴盆，加水至三分之二滿（大約20公升），因為精油與水無法融合，所以可再加一點點海鹽或玫瑰鹽幫助油水混合後，就能讓孩子泡澡；若小朋友容易手腳冰冷，也可以換成薑精油改善體內濕氣並活血行氣功效。或是同時加入這兩種精油，讓寶貝身心靈獲得舒緩。

上床睡覺（20：00～21：00）

爸媽可以趁孩子沐浴時，在棉被或枕頭上滴些助眠的精油（例如：岩蘭草、北非雪松、真正薰衣草、檸檬、苦橙葉），或是擴香（以擴香儀擴香20分鐘就好，不需要整夜），能讓寶貝的身體肌肉及大腦徹底放鬆，就能盡快進入甜美的夢鄉。

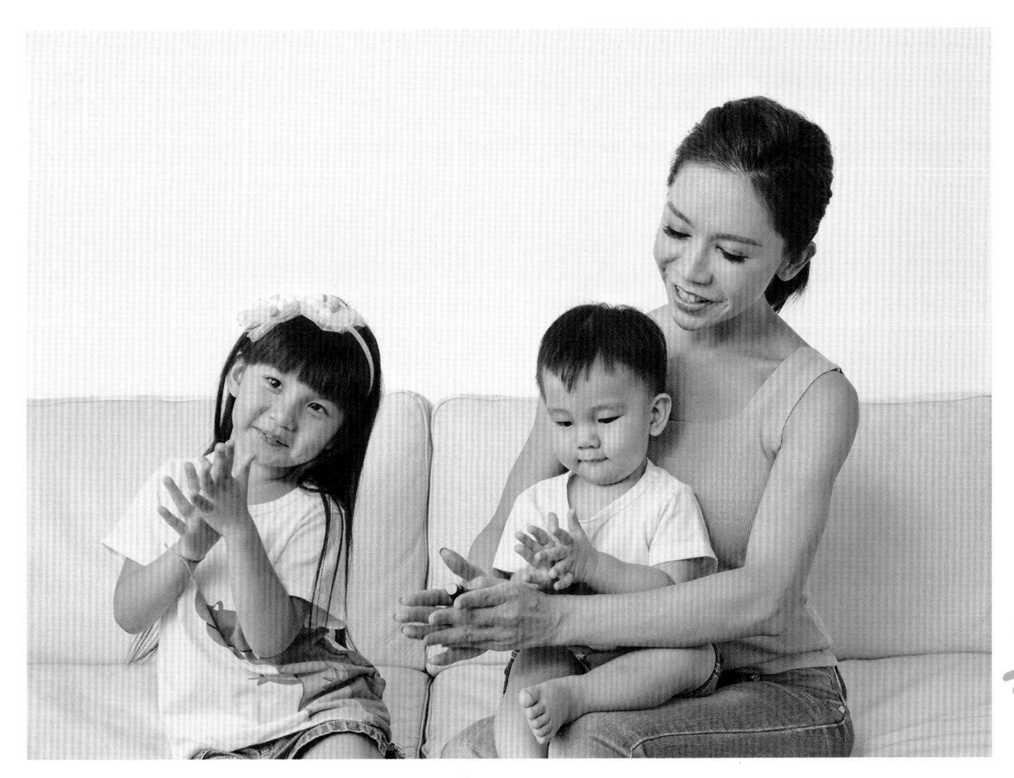

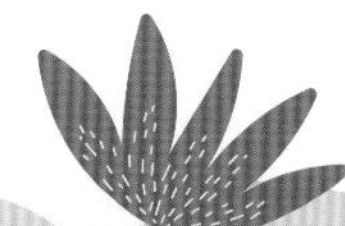

PART

2

方便取得，最適合孩子使用！

常備精油＆基底油

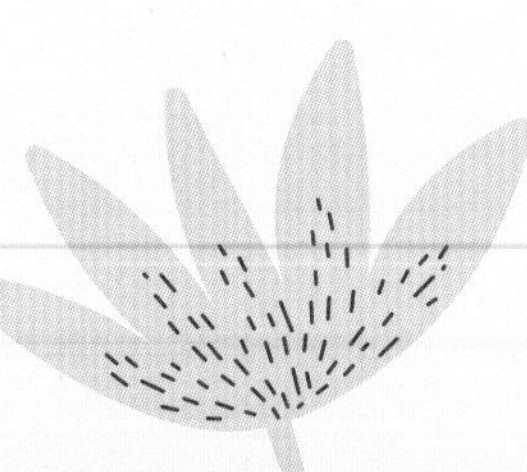

我們無法常走進森林吸取芬多精，但卻可以透過精油芳療，以呼吸、皮膚吸收萃取自植物的精華成分，達到身心靈的平衡。精油的種類很多，在這個單元中，我以我當媽媽的角度，推薦幾款最適合嬰幼兒，較為常見、平價的精油和基底油，用簡單的方式，讓我們與孩子的生活和身心更加芳香美好。

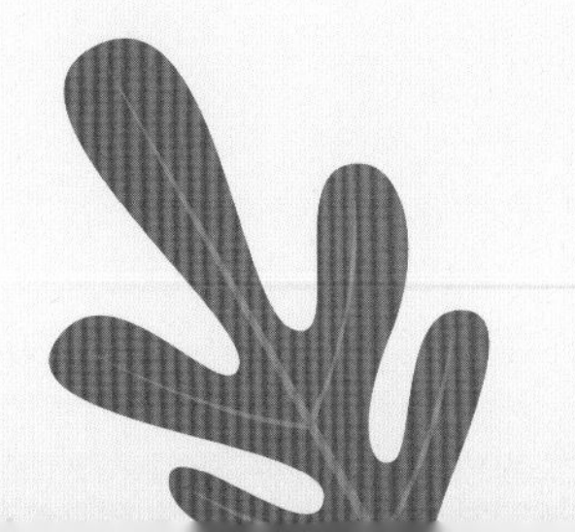

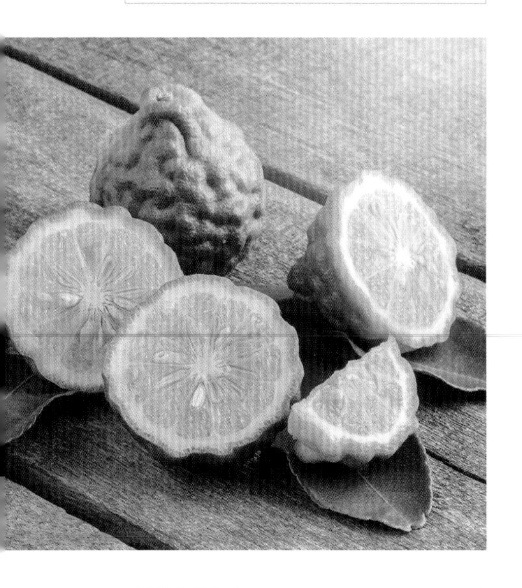

佛手柑 Bergamot

原產地在義大利、象牙海岸等地區的柑橘類水果。葉子是橢圓形，小小的果實呈現手指前端緊握的狀態，故稱「佛手柑」。以冷溫壓榨後沉澱取得的精油，甜美香氣之中帶有些許辛香味。

主要功效

生理：祛痰；抗菌；促進食欲；改善黏膜炎、感冒、支氣管炎、膀胱炎、尿道炎、鵝口瘡、嘔吐、濕疹。

心理：改善睡眠品質、恐慌症；鎮定精神。

建議使用方法

1. 以擴香方式或直接滴在手掌上嗅吸。
2. 精油和基底油稀釋後，塗抹在所需部位、穴位或脈輪。

本書應用

對症：食欲不佳 P.83、睡眠品質差 P.91、憤怒 P.97、壓力大 P.98

小霓怎麼用？

我很喜歡用佛手柑為孩子與自己穩定緊張情緒，當孩子需要勇氣和信心時，我會在女兒的手上滴佛手柑精油，讓她嗅吸後，再將手掌上的佛手柑擦在脖子後方，讓緊張的情緒能穩定下來。若你的孩子面臨考試或需上台表演比賽時，也可試試這款精油。

精油基本DATA

拉丁學名

Citrus aurantium bergamia

主要產地

義大利、法國、象牙海岸、阿爾及利亞

科　別

芸香科

萃取部位

果皮

注意事項

① 佛手柑精油具光敏性，所以使用後 12 小時內避免在陽光下長時間曝曬，以免造成皮膚出現黑斑，甚至灼傷。

② 本身有黑色素沉澱問題，應低劑量使用。

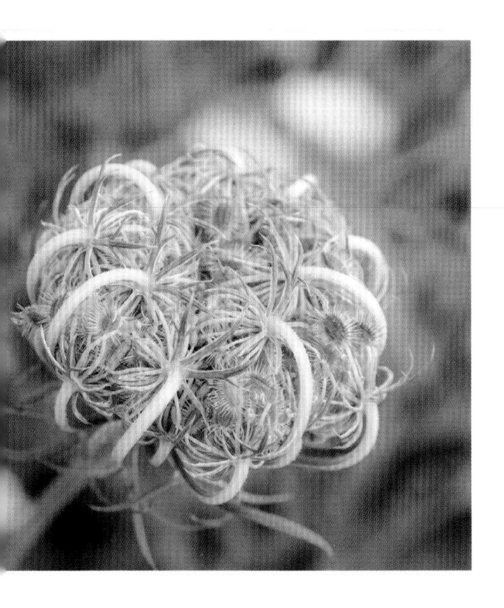

胡蘿蔔籽 Carrot Seed

胡蘿蔔籽精油中的胡蘿蔔素有助於孩子的骨骼發展，也可以調節壓力、釋放疲勞。胡蘿蔔籽可以製成基底油也可以做成精油，味道和我們平常食用的胡蘿蔔不同，帶有獨特的青草氣息。

主要功效

生理： 利尿、驅蟲；修復皮膚；改善濕疹、皮癬、脹氣；促進細胞再生。

心理： 紓解壓力；放鬆心情。

建議使用方法

1. 以擴香方式或直接滴在手掌上嗅吸。
2. 精油和基底油稀釋後，塗抹在所需部位、穴位或脈輪。

本書應用

對症： 脹氣・腸絞痛 P.77、濕疹 P.82、壓力大 P.98

DIY： 胡蘿蔔籽防曬乳液 P.130、胡蘿蔔籽防曬噴霧 P.137

精油基本DATA

拉丁學名

Daucus carota

主要產地

法國、南美洲、荷蘭、匈牙利

科　別

傘型科

萃取部位

種子

注意事項

用在皮膚比較敏感的孩子身上時，必須先經過稀釋。

小霓怎麼用？

外出前，我會在掌心上滴幾滴胡蘿蔔籽精油和乳液，然後擦在孩子們的身上當防曬乳，防曬指數 SPF37 ～ 40，因為很天然，所以我會 1 ～ 2 小時補擦一次，可持續防曬的效果。

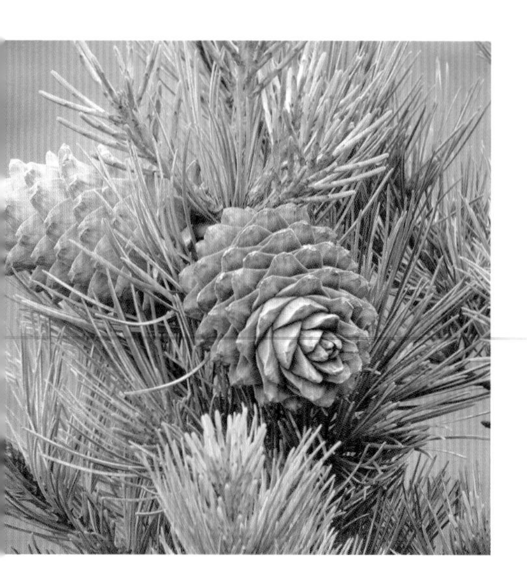

北非雪松 Cedarwood

原產地為美國，古埃及人習慣將北非雪松精油使用於木乃伊的防腐劑；西藏人則將它當作香料使用。

主要功效

生理：促進生髮；改善頭痛、病毒性咳嗽、流鼻水、濕疹；消除瘡痂、膿泡；化痰；防蚊蟲叮咬。

心理：改善注意力不足、過動症；神經放鬆；穩定情緒。

建議使用方法

1 以擴香方式或直接滴在手掌上嗅吸。
2 在所需部位、穴位或脈輪滴上精油。
3 早上擴香可醒腦，下午擴香具專注力，晚上擴香有好眠。

本書應用

對症：哮喘 P.79、注意力渙散 P.89、
心浮氣躁．精神亢奮 P.90、
過動．靜不下來 P.95、
缺乏安全感 P.96、壓力大 P.98

DIY：雪松柔順洗髮精 P.126

精油基本DATA

拉丁學名

Cedrus atlantica

主要產地

美國、摩洛哥、中國

科　別

松科

萃取部位

樹皮

注意事項

① 用在皮膚比較敏感的孩子身上時，必須先經過稀釋。
② 懷孕期間不宜將北非雪松精油使用於身體，會因此造成流產或早產，但可以擴香；北非雪松適合用來調整月經週期。

小霓怎麼用？

最喜歡使用這瓶幫助家人、孩子盡快入睡，在睡前選擇北非雪松擴香，就會更好入睡且睡眠品質佳。

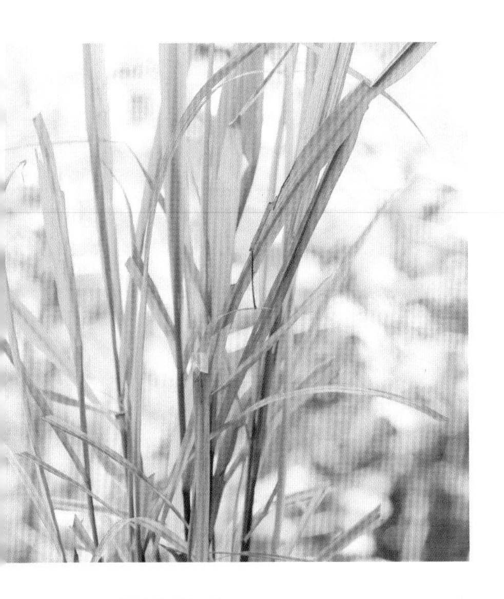

香茅 Citronella

香茅和泰式料理中時常出現的「檸檬香茅」是不一樣的植物。香氣清新的香茅，是一種源自亞洲的草本植物，早期在台灣也曾經大量種植，出口「香茅油」。香茅精油中含有的香茅醛及檸檬醛成分，有天然驅蚊蟲的功效，很常被運用在防蚊用品當中。

主要功效

生理：消毒抗菌；驅蟲防蚊；止痛；調節消化系統。

心理：提振精神；鎮靜；趕走疲憊和恐懼。

建議使用方法

1 以擴香方式或直接滴在手掌上嗅吸。

2 精油和基底油稀釋後，塗抹在所需部位、穴位或脈輪。

本書應用

對症：蚊蟲叮咬 P.80、消化不良 P.85

DIY：香茅防蚊噴霧 P.136、薄荷涼感噴霧 P.137

精油基本DATA

拉丁學名

Cymbopogon

主要產地

斯里蘭卡、瓜哇、馬達加斯加、南非、中國

科　　別

禾本科

萃取部位

葉片

注意事項

① 具有刺激性，建議先擦少許在肌膚局部，確認沒有過敏問題後再使用。

② 香茅的氣味濃郁，使用時先從少劑量開始添加，以免味道過重。

小霓怎麼用？

香茅精油是著名的驅蟲精油，我會在夏天蚊蟲多的時候在室內擴香，不但有天然的防蚊功效，香茅的香氣也有助於提神醒腦，更可以讓我在工作的時候更加專注且有效率。

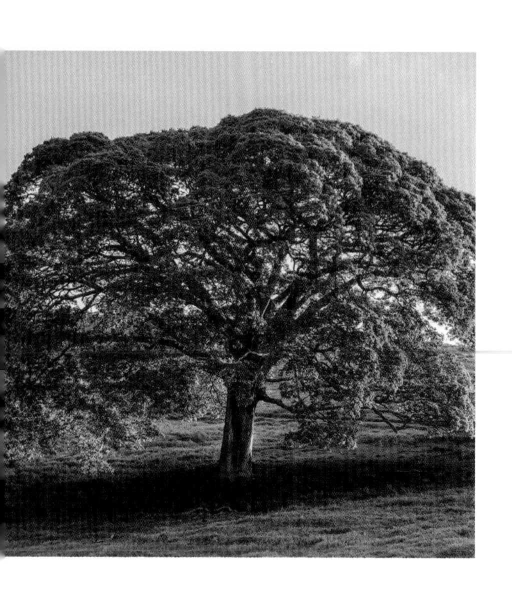

苦配巴 Copaiba

苦配巴精油是一種天然森林抗菌素，在巴西被稱為「神油」，曾經拯救過無數巴西人民的性命。本身具有清新的木質香氣，可以保濕、滋潤外，最特別的是混合其他精油時有放大其他精油效果的作用。

主要功效

生理：改善嘴破、牙齦發炎、上呼吸道感染、泌尿問題（例如：尿道炎、膀胱炎）；兒童長牙時可消炎止痛。

心理：紓解緊張情緒。

建議使用方法

1 以擴香方式或直接滴在手掌上嗅吸。

2 精油和基底油稀釋後，塗抹在所需部位、穴位或脈輪。

本書應用

對症：消化不良 P.85、腸病毒 P.87

精油基本DATA

拉丁學名

Copaifera officinalis, C. reticulata

主要產地

巴西、巴拉圭、阿根廷

科　　別

豆科

萃取部位

從樹木滲出的樹脂膠提煉

注意事項

一般劑量時，無任何使用的安全顧慮。

小霓怎麼用？

當需要著重某瓶精油的效果時，我會滴些苦配巴精油，讓原本的精油效果更加分。比如希望薰衣草精油再強效些，就可以再加上苦配巴精油來加強。若孩子有長牙痛，可在牙齦上擦一點點苦配巴精油舒緩。

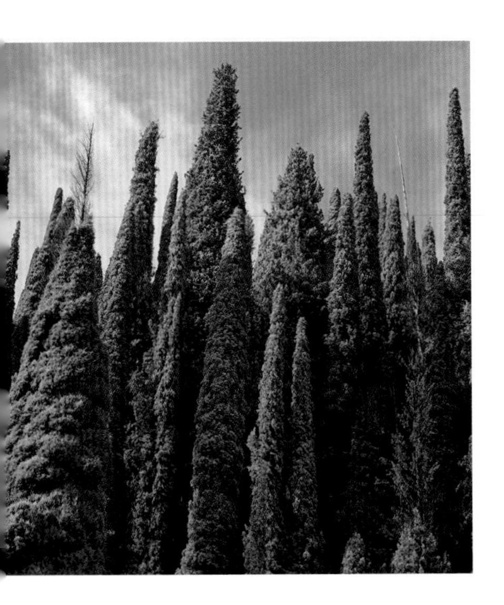

絲柏 Cypress

絲柏的植物名稱，是從希臘語中的「sempervivens」一詞衍生出來，意思為「長生不老」，多產於西班牙、法國等地區，很常被運用於淨化空間和提振精神。

精油基本DATA

拉丁學名

Cupressus sempervirens

主要產地

法國、西班牙

科　別

柏科

萃取部位

樹枝

注意事項

①如果孩子的皮膚較敏感，則必須先稀釋後再使用。

②懷孕期間不宜高濃度使用絲柏精油於身體，會導致血管收縮，讓胎血循環加速，將有流產或早產發生，但可以進行擴香。

主要功效

生理：①戒掉尿床習慣（稀釋後擦在腎臟處、後腰及下腹部）。

②改善花粉症、氣管發炎所引起的咳嗽及氣喘。

③舒緩流鼻血（左邊流鼻血擦在右邊手臂可止血，右邊的話則相反）。

心理：舒緩悲傷情緒與痛苦；改善疲勞；幫助釐清明確目標並立定志向。

建議使用方法

1 以擴香方式或直接滴在手掌上嗅吸。

2 精油和基底油稀釋後，塗抹在所需部位、穴位或脈輪。

本書應用

對症：鼻塞 P.76、哮喘 P.79、情緒低落 P.92、沒精神 P.101

小霓怎麼用?

如果孩子感冒流鼻水，我會在他們睡覺時擴香絲柏精油，可以舒緩夜咳及躺著睡覺時所引起的鼻涕倒流。若因為咳嗽而整晚睡不好，除了爸媽會擔心外，孩子隔天也會精神不好。

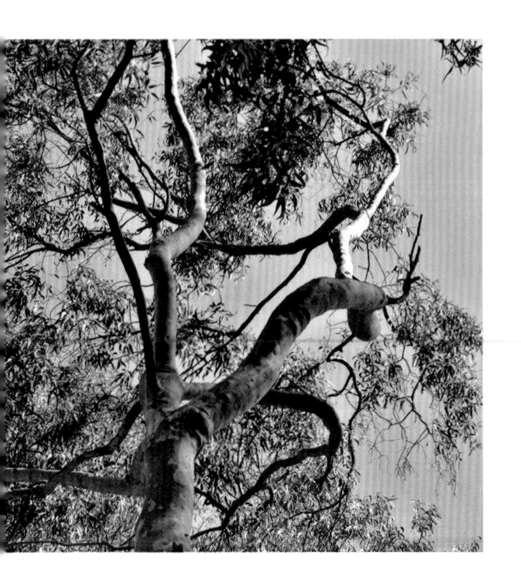

澳洲尤加利

Eucalyptus Radiata

原產地為澳洲，此品種的尤加利精油廣泛被使用，是桉油含量第二高的樹種（第一高為特級尤加利），因為醇類的含量較高，所以適合嬰幼兒及老人使用。

主要功效

生理：舒緩尿道感染、疱疹、鼻竇炎、呼吸道感染；祛痰；預防蚊蟲叮咬。

心理：穩定起伏不定的情緒；鎮定心神；舒緩浮躁的情緒。

建議使用方法

1 以擴香方式或直接滴在手掌上嗅吸。

2 精油和基底油稀釋後，塗抹在所需部位、穴位或脈輪。

本書應用

對症：鼻塞 P.76、哮喘 P.79、腸病毒 P.87、情緒低落 P.92、沒精神 P.101

DIY：尤加利消毒濕紙巾 P.135
尤加利玩具清潔劑 P.138

小霓怎麼用？

孩子感冒時，我會使用澳洲尤加利精油擴香，讓孩子的呼吸道舒服些；到戶外遊玩時，也會使用此精油來製作防蚊液或油膏預防蚊蟲叮咬；清洗床具或衣物時，也能滴幾滴到洗衣機裡和衣物一起清洗，達到殺菌的效果。

精油基本DATA

拉丁學名
Eucalyptus radita

主要產地
澳洲、玻利維亞、中國

科　別
桃金孃科

萃取部位
葉部

注意事項
① 尤加利精油品種很多，使用在嬰幼兒身上請選擇澳洲尤加利精油最適合。
② 用在皮膚敏感者身上時，精油必須先經過稀釋。
③ 一般劑量時，無任何使用的安全顧慮。

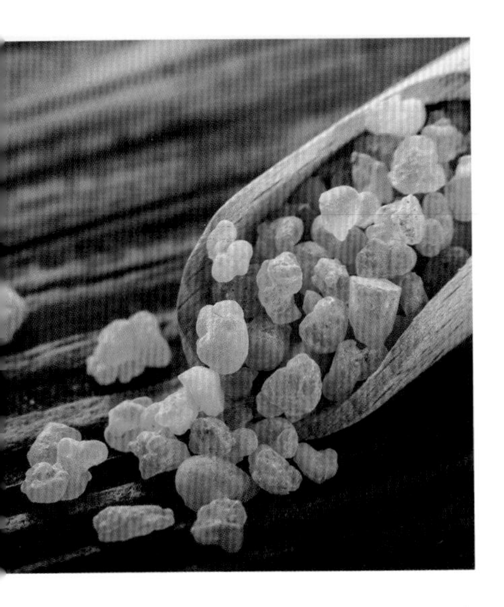

精油基本DATA

拉丁學名

Boswella carterii

主要產地

阿拉伯、印度、衣索比亞、中國

科　別

橄欖科

萃取部位

樹木裡流出的樹脂

注意事項

① 用在皮膚敏感者身上時，精油必須先經過稀釋。
② 一般劑量時，無任何使用的安全顧慮。

乳香 Frankincense

原產地為阿拉伯的阿曼，是聖經中耶穌誕生時奉獻的禮物之一，在中東地區稱為「神聖油」，是一種珍貴的香料。

主要功效

生理： 增強免疫力；修護皮膚；舒緩氣喘、支氣管炎、咳嗽、鼻膜炎、針眼、角膜；祛痰；預防白內障。

心理： 改善沮喪、抑鬱、壓力；穩定情緒；於冥想時釋放負能量。

建議使用方法

1 以擴香方式或直接滴在手掌上嗅吸。
2 精油和基底油稀釋後，塗抹在所需部位、穴位或脈輪。

本書應用

對症： 鼻喉嚨痛 P.75、哮喘 P.79、蚊蟲叮咬 P.80、燒燙傷 P.84、消化不良 P.85、眼睛不適 P.86、皮膚癢 P.88、注意力渙散 P.89、沒精神 P.93、缺乏安全感 P.96、憤怒 P.97、缺乏熱情與活力 P.100、起床氣 P.101、缺乏靈感 P.102

DIY： 茶樹蚊蟲叮咬膏 P.123、乳香保濕乳液 P.128、胡蘿蔔籽防曬噴霧 P.137

小霓怎麼用？

乳香精油屬於萬用精油，當只能選擇帶一瓶精油外出時，就帶上它吧！需要時一定可以派上用場。

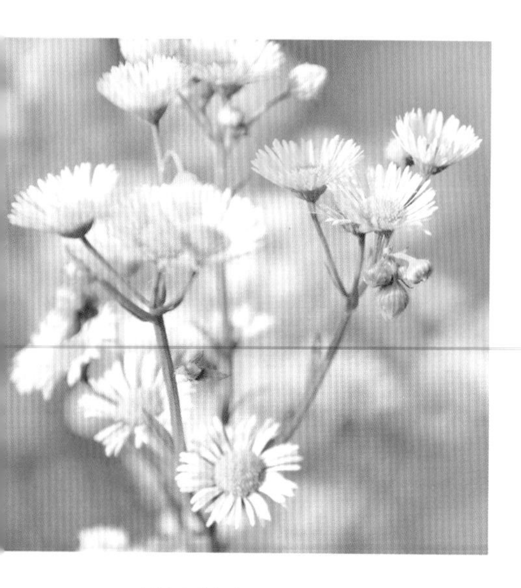

德國洋甘菊

German Chamomile

德國洋甘菊精油有著大海般的天藍色，這是因為其中含有一個重要成分為天藍烴，天藍烴並非德國洋甘菊本身的顏色，而是蒸餾萃取後由母菊素（matricin）轉化而成。

主要功效

生理：舒緩角膜炎、急性皮膚問題、屁屁疹、濕疹；淡疤。

心理：改善失眠；平撫憤怒；安定神經。

建議使用方法

1 以擴香方式或直接滴在手掌上嗅吸。

2 精油和基底油稀釋後，塗抹在所需部位、穴位或脈輪。

本書應用

對症：蚊蟲叮咬 P.80、屁屁疹 P.81、濕疹 P.82、皮膚癢．異位性皮膚炎 P.88

DIY：德國洋甘菊屁屁疹膏 P.122、德國洋甘菊鎮靜乳液 P.130、德國洋甘菊修護護唇膏 P.141

精油基本DATA

拉丁學名

Chamomilla recutita

主要產地

美國、澳洲、北美洲、匈牙利

科　別

菊科

萃取部位

花朵

注意事項

①用在皮膚敏感者身上時，精油必須先經過稀釋。

②孩子使用一般劑量時，無任何安全顧慮。

③懷孕期間不宜高濃度使用德國洋甘菊精油於身體，因其特點為通經活血，會因塗抹而提高流產或早產機率，但可以進行擴香。

小霓怎麼用？

只要遇到皮膚需要處理的問題，我第一個想到的精油就是德國洋甘菊，使用後皮膚狀況很快就能舒緩。

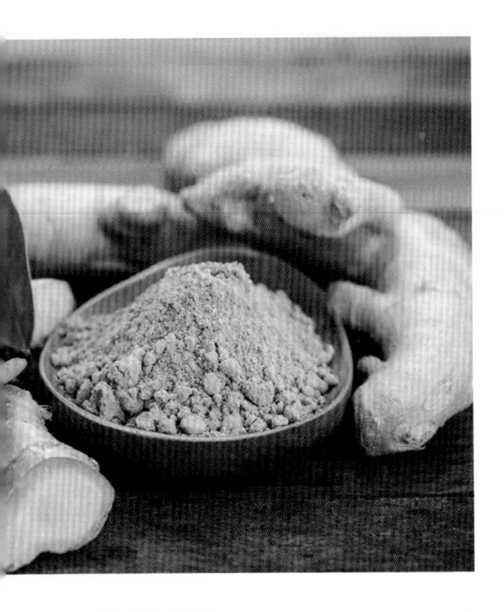

薑 Ginger

薑是常見的食補食材，原產於中國、印度。在中世紀可怕的「黑死病」時期，意外發現有吃薑習慣的人較少染病，因此被認定具有增強抵抗力的功效。

主要功效

生理：改善噁心、脹氣、腸胃不適、上吐下瀉、支氣管炎、食欲不振、生殖系統的真菌感染；幫助消化；祛寒；預防咳嗽、感冒；抗凝血；舒緩身體發炎。

心理：增加自信、意志力、活動力與創造力。

建議使用方法

1. 以擴香方式或直接滴在手掌上嗅吸。
2. 精油和基底油稀釋後，塗抹在所需部位、穴位或脈輪。

本書應用

對症：脹氣・腸絞痛 P.77、拉肚子 P78、哮喘 P.79、消化不良 P.85

DIY：香桃木舒咳膏 P.123、生薑禦寒沐浴鹽 P.125

精油基本DATA

拉丁學名
Zingiber officinale

主要產地
中國、印度、斯里蘭卡

科　別
薑科

萃取部位
從根與莖部提煉

注意事項
使用時必須稀釋，濃度太高皮膚容易產生過敏反應。

小霓怎麼用？

冬天時，我會滴入 1 滴薑精油於泡腳機，讓孩子睡前泡腳，除了增強免疫力之外，還能保暖讓氣色變好。

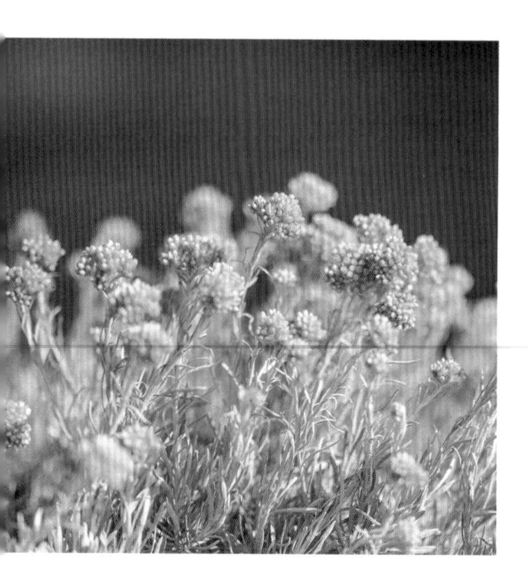

蠟菊 Helichrysum

原產地為法國、義大利與克羅地亞沿岸，蠟菊又名永久花、不凋花，即有永恆、長生不老的意思。蠟菊為山間野花，屬旱生植物，生長在沙地或岩地，因為生長區域艱辛，意味著它有強韌的生命力。

主要功效

生理：舒緩濕疹；淡疤；促進細胞再生；抗黴菌；化痰；抗痙攣；抗病毒；利尿。

心理：舒緩恐慌、抑鬱、驚嚇；鎮定情緒。

建議使用方法

1. 以擴香方式或直接滴在手掌上嗅吸。
2. 精油和基底油稀釋後，塗抹在所需部位、穴位或脈輪。

本書應用

對症：屁屁疹 P.81、濕疹 P.82、
燒燙傷 P.84、注意力渙散 P.89、
沒有安全感 P.96

DIY：胡蘿蔔籽防曬噴霧 P.137

精油基本DATA

拉丁學名

Helichrysum italicum

主要產地

法國、義大利、西班牙、南斯拉夫

科　別

菊科

萃取部位

從花朵提煉

注意事項

使用時必須稀釋，濃度太高皮膚容易產生過敏反應。

小霓怎麼用？

如果孩子身上有傷口，譬如跌倒時留下的傷口、蚊蟲叮咬後的傷口等，擔心留下疤痕，我會每天在疤痕處塗抹稀釋後的蠟菊精油，可以修復與淡化疤痕。

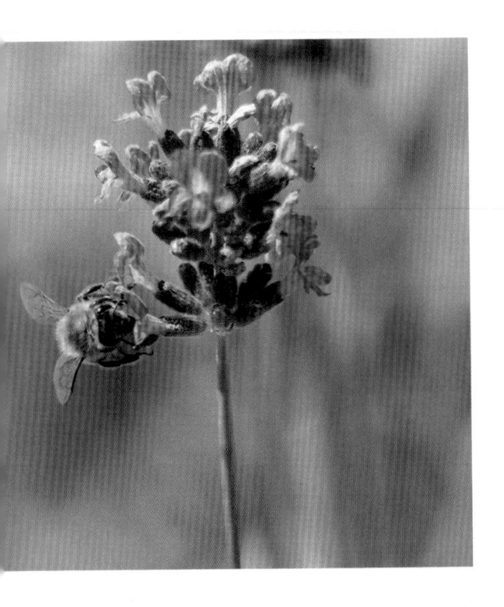

真正薰衣草 True Lavender

原產地為法國，是芳療中最常被使用到的精油之一。

主要功效

生理：①舒緩呼吸道不適、支氣管炎、扁條線炎、鼻黏膜炎、痤瘡、皮膚炎、尿布疹、濕疹、蕁麻疹。
②修復與癒合傷口。③預防蚊蟲叮咬。
④止傷口疼痛。

心理：舒緩神經緊張、壓力；改善情緒低迷、睡眠問題；提升靈敏度；集中注意力。

建議使用方法

1 以擴香方式或直接滴在手掌上嗅吸。
2 精油和基底油稀釋後，塗抹在所需部位、穴位或脈輪。

本書應用

對症：發燒 P.74、蚊蟲叮咬 P.80、屁屁疹 P.81、濕疹 P.82、燒燙傷 P.84、
皮膚癢・異位性皮膚炎 P.88、
睡眠品質差 P.91、容易忘東忘西 P.94、
過動 P.95、憤怒 P.97、增添幸福感 P.99、
缺乏熱情與活力 P.100

DIY：德國洋甘菊屁屁疹膏 P.122、薰衣草好眠沐浴鹽 P.124、薰衣草保濕護唇膏 P.140

小霓怎麼用？

小孩跌倒受傷是常有的事，一旦有傷口先不要沖水，請立即滴上真正薰衣草精油，可以加速緩解疼痛。

精油基本DATA

拉丁學名
Lavandula angustifolia

主要產地
法國、英國、澳洲、中國

科　別
唇形科

萃取部位
花朵

注意事項
①用在皮膚敏感者身上時，精油必須先經過稀釋。
②薰衣草品種有39種，嬰幼兒應使用「真正薰衣草」品種，切勿與醒目薰衣草（Lavandin）混淆。醒目薰衣草價位較低廉，但含有樟腦成分，不適合嬰幼兒使用。除非是用來預防蚊蟲叮咬時，可以製成噴霧噴灑在嬰幼兒衣物，避免直接接觸肌膚。

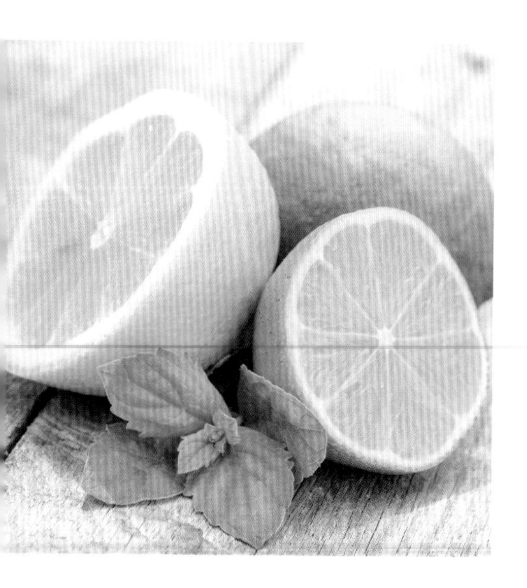

檸檬 Lemon

原產地為亞洲，檸檬精油是最容易取得而且不昂貴的精油之一，由亞洲傳入地中海，在哥倫布時代傳到美洲。

主要功效

生理：幫助消化；利尿；改善尿道感染、皰疹、雞眼、皮膚發炎；控制皮脂分泌；緩解胃痛；解熱；止血；止癢；抗菌。

心理：紓解壓力與緊張情緒；幫助好眠。

建議使用方法

1 以擴香方式或直接滴在手掌上嗅吸。

2 精油和基底油稀釋後，塗抹在所需部位、穴位或脈輪。

本書應用

對症：發燒 P.74、喉嚨疼痛 P.75、拉肚子 P.78、蚊蟲叮咬 P.80、屁屁疹 P.81、食欲不佳 P.83、腸病毒 P.87、心浮氣躁·精神亢奮 P.90、睡眠品質差 P.91、憤怒 P.95、沒有安全感 P.96、增添幸福感 P.99

DIY：德國洋甘菊屁屁疹膏 P.122、茶樹蚊蟲叮咬膏 P.123、香桃木舒咳膏 P.123、檸檬消毒乾洗手 P.132、香茅防蚊噴霧 P.136、薄荷涼感噴霧 P.137、尤加利玩具清潔劑 P.138

精油基本DATA

拉丁學名

Citrus limon

主要產地

亞洲、地中海沿岸、巴西

科　別

芸香科

萃取部位

果皮

注意事項

檸檬精油具光敏性，所以使用後 12 小時內避免在陽光下長時間曝曬，以免造成皮膚出現黑斑，甚至灼傷。

小霓怎麼用？

每當遇到頑固的污垢（例如：碗盤、水壺），在污垢處滴上幾滴檸檬精油，然後等待 15 分鐘，污垢就很容易被擦掉，或是貼紙撕下來後的黏膜還黏在物品上，很難擦拭乾淨，同樣滴上檸檬精油，一定可以清除乾淨。

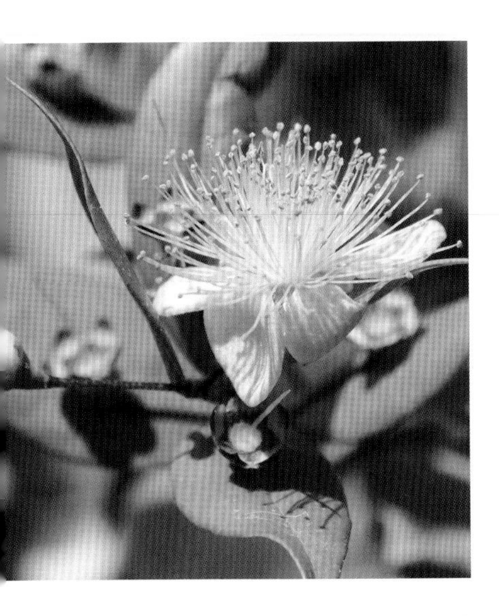

香桃木 Myrtle

原產地為北非，是常綠灌木，葉片襯托著 5 片花瓣的白色小花，散發出清新宜人的淡香味，聞起來令人感到素雅且舒服，具有情緒穩定的作用外，殺菌、消毒的效果也很受人喜愛，很適合用在沐浴泡澡或改善空氣品質上，讓身心靈感受美好的香氣淨化。

精油基本DATA

拉丁學名
Myrtus communis

主要產地
突尼西亞、摩洛哥

科　別
香桃木科

萃取部位
葉子

注意事項
禁止使用在黏膜組織和皮膚較敏感的部位。

主要功效

生理：舒緩呼吸道感染、肺部感染、鼻竇炎；改善甲狀腺問題、皮膚過敏、肌肉痙攣。

心理：提振士氣；擁有快樂的心情。

建議使用方法

1. 以擴香方式或直接滴在手掌上嗅吸。
2. 精油和基底油稀釋後，塗抹在所需部位、穴位或脈輪。

本書應用

對症：喉嚨疼痛 P.75、情緒低落 P.92、起床氣 P.101

DIY：香桃木舒咳膏 P.123

小霓怎麼用？

當孩子感冒時，我會拿香桃木精油擴香，讓孩子的呼吸道獲得舒緩；自己有時候喉嚨不舒服，也會稀釋 3% 擦在喉嚨處。

甜橙 Orange Sweet

於中國、美國、義大利、南非都有產甜橙精油，也是被廣泛使用的一種精油，聞到甜橙精油會令人聯想到陽光、快樂、充滿正能量，是令人愉悅又溫暖的能量精油。

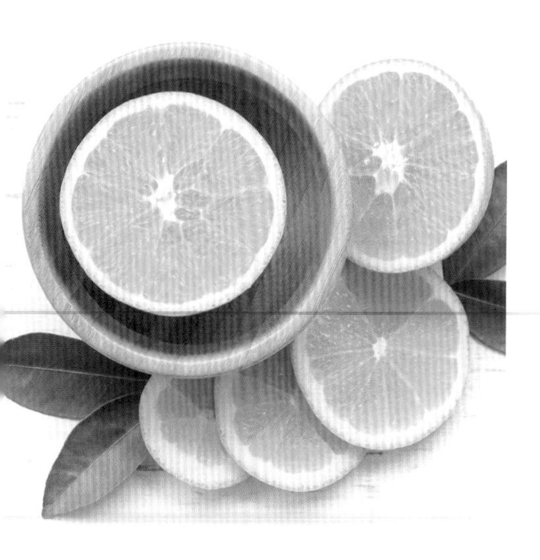

精油基本DATA

拉丁學名

Citrus sinensis

主要產地

美國、義大利、南非、中國

科　別

芸香科

萃取部位

果皮

注意事項

甜橙精油具光敏性，所以使用後 12 小時內避免在陽光下長時間曝曬，以免造成皮膚出現黑斑，甚至灼傷。

主要功效

生理：可滴在食物中開胃；滴在牙膏裡美白牙齒；改善皮膚發炎；止血；止癢；抗菌。

心理：幫助好眠；神經放鬆；抗抑鬱；舒緩焦慮情緒。

建議使用方法

1 以擴香方式或直接滴在手掌上嗅吸。

2 精油和基底油稀釋後，塗抹在所需部位、穴位或脈輪。

本書應用

對症：食欲不佳 P.83、
心浮氣躁．精神亢奮 P.90、憤怒 P.97、
壓力 P.98、增添幸福感 P.99、
缺乏熱情與活力 P.100

DIY：甜橙舒緩乳液 P.129、
甜橙殺菌乾洗手 P.133、
甜橙清香護唇膏 P.141

小霓怎麼用？

用餐的時候，我會使用甜橙精油擴香或滴 1 滴於完成後的料理中，讓孩子容易有飢餓感，並覺得眼前的食物看起來更加美味。

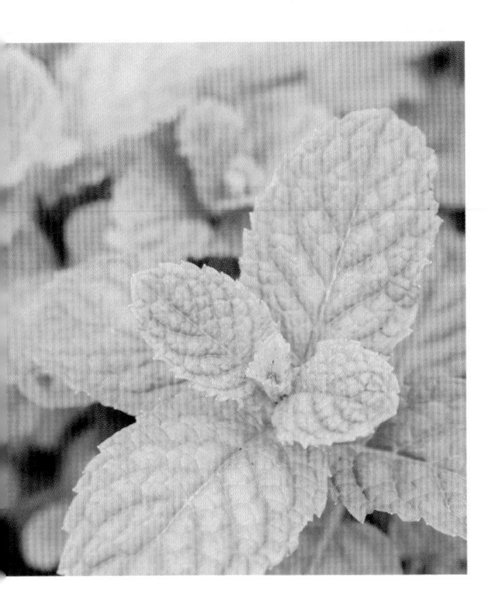

薄荷 Pappermint

原產地北美洲，薄荷在古時候常被用來提神醒腦及改善消化道問題，止癢效果也很好，是被人們廣泛使用的一款精油。

主要功效

生理：止癢；改善頭痛、肌肉酸痛、鼻塞、咽喉不適、支氣管炎；抗菌與病毒；抑制食欲、噁心；消除口臭。

心理：提神醒腦；穩定情緒；安撫憤怒。

建議使用方法

1 以擴香方式或直接滴在手掌上嗅吸。

2 精油和基底油稀釋後，塗抹在所需部位、穴位或脈輪。

本書應用

對症：發燒 P.74、脹氣・腸絞痛 P.77、
拉肚子 P.78、哮喘 P.79、蚊蟲叮咬 P.80、
沒精神 P.93、容易忘東忘西 P.94、
起床氣 P.101、缺乏靈感 P.102

DIY：薄荷涼感噴霧 P.137

小霓怎麼用？

孩子被蚊蟲叮咬或皮膚發炎時常常抓個不停，導致傷口無法癒合。此時我會拿薄荷精油稀釋到 0.5% 後塗抹止癢，讓孩子不會一直抓到受傷。由於我夜晚需要親餵的關係，有時候躺餵到自己睡著了早上起來落枕狀況，或是抱寶寶有媽媽手、腰酸背痛，我也會在疼痛處擦上薄荷後稍微按摩，達到舒緩效果。

精油基本DATA

拉丁學名

Mentha piperita

主要產地

北美洲、法國、西班牙

科　別

唇形科

萃取部位

葉片

注意事項

薄荷為常見精油，但有些商家希望獲得更多利潤而使用劣質油或香精摻入其中，所以使用在孩子身上時，需多小心，請買放心的品牌為宜。另有一說法，嬰兒不宜用薄荷精油，其實是不能使用「人工化學製造」的薄荷醇，天然的薄荷醇是可以的，但需要注意濃度。

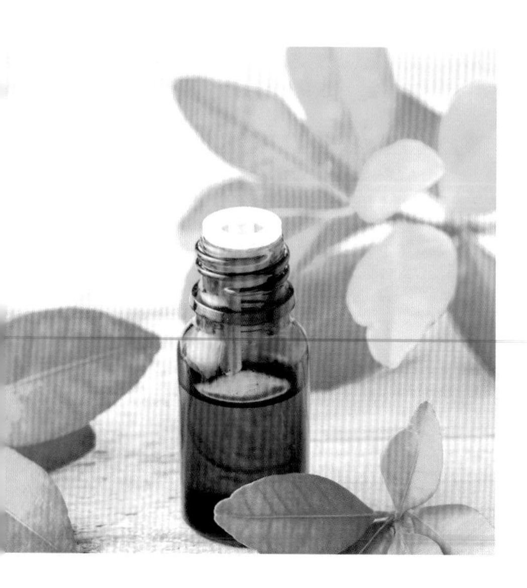

苦橙葉 Petitgrain

原產地為南美洲巴拉圭，在精油歷史上記載被使用悠久，一開始聞到有苦味，接著轉變為柑橘的味道，是一款兩段式香氣的精油。因為本身的化學分子接近橙花，具有抗鬱作用，而且價格不似橙花高，所以又被稱為「窮人的橙花」。

精油基本DATA

拉丁學名

Citrus aurantium

主要產地

巴拉圭、法國、義大利、摩洛哥

科　別

芸香科

萃取部位

葉子、樹枝

注意事項

① 用在皮膚敏感者身上時，精油必須先經過稀釋。

② 一般劑量時，無任何使用的安全顧慮。

主要功效

生理：舒緩呼吸道感染；抗痙攣；改善皮膚問題與止癢。

心理：改善焦慮情緒；幫助天天好眠；克服情感創傷。

建議使用方法

1 以擴香方式或直接滴在手掌上嗅吸。

2 精油和基底油稀釋後，塗抹在所需部位、穴位或脈輪。

本書應用

對症：心浮氣躁．精神亢奮 P.90、睡眠品質差 P.91、憤怒 P.97

小霓怎麼用？

睡覺前，我會使用苦橙葉精油擴香，可以幫助家人和孩子快快入眠，睡得很有品質。

羅文莎葉 Ravintsara

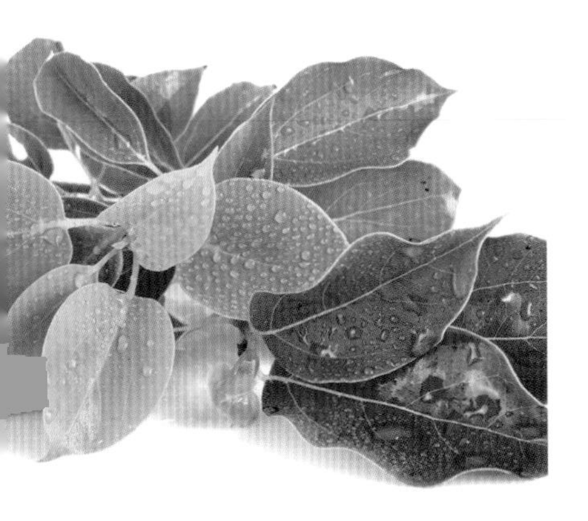

原產地於馬達加斯加，有白胡椒的辛香味，氣味帶有些許的清涼感，雖然學名有葉子，但卻是從樹枝和樹幹中蒸餾萃取提煉而來的，非常特別。羅文莎葉用途很多，最常見的就是預防感冒，尤其是在剛開始有初期徵兆的時候，可以盡速舒緩，避免惡化。

精油基本DATA

拉丁學名

Cinnamomum camphora

主要產地

馬達加斯加

科　別

樟科

萃取部位

樹枝和樹幹

注意事項

①用在皮膚敏感者身上時，精油必須先經過稀釋。
②一般劑量時，無任何使用的安全顧慮。

主要功效

生理：改善呼吸道感染、病毒感染、肺部感染；改善感冒症狀。

心理：提神醒腦，集中注意力。

建議使用方法

1 以擴香方式或直接滴在手掌上嗅吸。
2 精油和基底油稀釋後，塗抹在所需部位、穴位或脈輪。

本書應用

對症：發燒 P.74、腸病毒 P.87

DIY：羅文莎葉抗菌沐浴鹽 P.125

小霓怎麼用？

當孩子感冒時，我會拿羅文莎葉精油擴香，達到淨化空氣的作用，並且稀釋後擦在孩子的身體，能幫助體內殺菌、舒緩喉嚨不適。

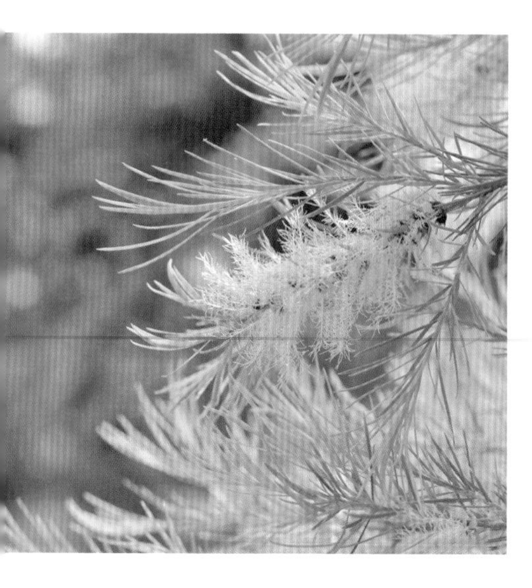

茶樹 Tea tree

又稱為「澳洲茶樹」，古時候澳洲的原住民常常把茶樹的樹葉剁碎，然後透過口鼻將香氣吸入身體，可以改善感冒、呼吸道感染，或是將剁碎的茶樹葉外敷於傷口加快癒合的速度。

主要功效

生理：抗菌；改善口腔發炎、牙齦發炎、鵝口瘡、皮膚問題、膀胱發炎、肺部感染；預防流行性感冒。

心理：舒緩用腦過度、焦慮；促進心情愉悅。

建議使用方法

1 以擴香方式或直接滴在手掌上嗅吸。
2 精油和基底油稀釋後，塗抹在所需部位、穴位或脈輪。

本書應用

對症：鼻塞 P.76、蚊蟲叮咬 P.80、屁屁疹 P.81、腸病毒 P.87、皮膚癢・異位性皮膚炎 P.88

DIY：薰衣草屁屁疹膏 P.122、
茶樹蚊蟲叮咬膏 P.123、
茶樹舒爽洗髮精 P.127、
茶樹殺菌濕紙巾 P.134、
香茅防蚊噴霧 P.136、
薄荷涼感噴霧 P.137

精油基本DATA

拉丁學名
Melaleuca alternifolia

主要產地
澳洲、法國

科　別
桃金孃科

萃取部位
葉片

注意事項
① 用在皮膚敏感者身上時，精油必須先經過稀釋。
② 一般劑量時，無任何使用的安全顧慮。

小霓怎麼用？

洗衣服的時候，我喜歡滴幾滴茶樹精油一起洗，洗完後的衣服就會有清新的味道，還可以達到殺菌效果。

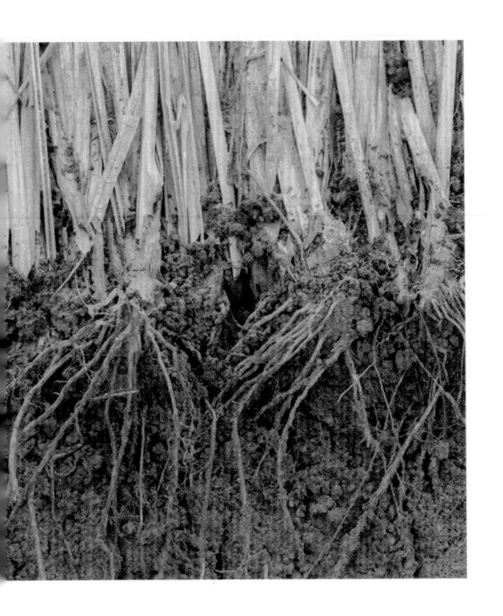

岩蘭草 Vetiver

岩蘭草是耐旱植物，所以它的根部相當長，能深入土壤深處，也因為根部緊緊抓住土壤，所以能保護土壤的表面不容易被侵蝕。岩蘭草的味道不像草，聞起來帶有些許土味。

主要功效

生理：改善皮膚問題、關節炎、血管發炎。

心理：改善注意力不足、過動症、產後憂鬱；幫助好眠；穩定焦慮；紓解壓力。

建議使用方法

1 以擴香方式或直接滴在手掌上嗅吸。

2 精油和基底油稀釋後，塗抹在所需部位、穴位或脈輪。

本書應用

對症：注意力渙散 P.89、
睡眠品質差 P.91、
過動．靜不下來 P.95

精油基本DATA

拉丁學名

Vetiveria zisanoides

主要產地

海地、印度、印尼爪哇、留尼旺島

科　別

禾本科

萃取部位

根部

注意事項

① 用在皮膚敏感者身上時，精油必須先經過稀釋。

② 一般劑量時，無任何使用的安全顧慮。

小霓怎麼用？

當孩子白天玩得太開心睡不著，我會拿岩蘭草精油擴香，幫助他們盡快進入夢鄉。我曾遇到一位過動症小孩，吃飯時一會兒站起來跑來跑去、過一會兒又搖頭晃腦說不停，於是我拿岩蘭草精油稀釋 3% 後擦在他的手腕，過沒多久，總算可以安靜吃完一頓飯，他的媽媽很開心，一直向我說謝謝，我也很欣慰開心。

7款護膚基底油

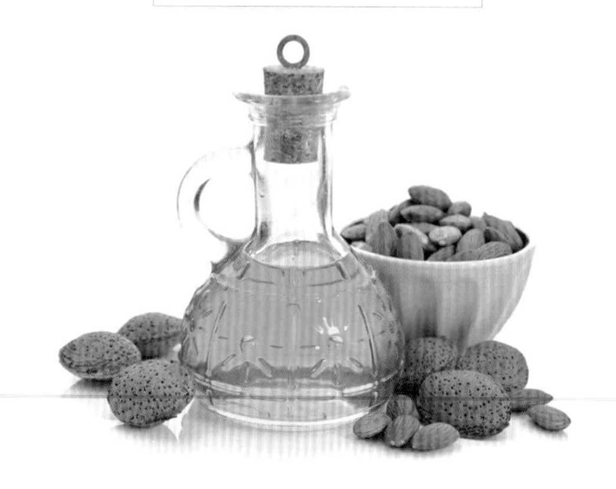

甜杏仁油 Sweet almond oil

原產於中東，後來加州及地中海沿岸都有種植，毛茸茸的果實呈淡綠色，花朵顏色為紅色或白色。杏仁有南杏（甜杏仁）、北杏（苦杏仁）區別，苦杏仁具有毒性，所以不宜出現在芳香療法中。

基底油基本DATA

拉丁學名 *Prunus amygdalis var.dulcis*

科　別 薔薇科　　萃取部位 種子

注意事項

中性溫和，原料中沒有刺激性成分，所以可以安心使用，但對堅果類過敏者禁用。

建議使用方法

甜杏仁油是芳香療法的必備油品，特色是不會被皮膚快速吸收，所以為孩子按摩時，可以有比較長時間具潤滑作用，而且適合各種膚質，是護膚美容聖品。

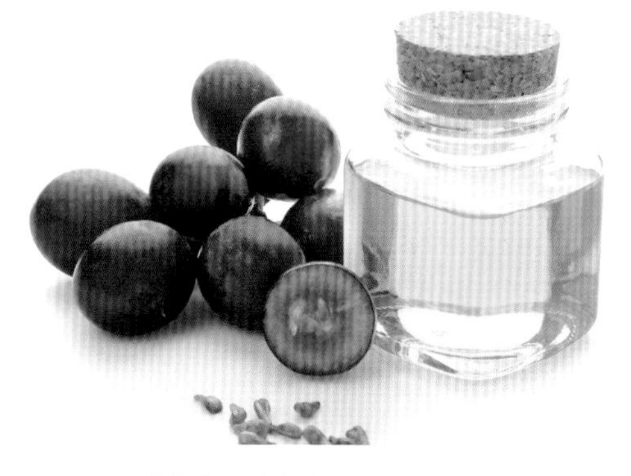

葡萄籽油 Grape seed oil

大多數葡萄籽油所含的亞油酸比例達總脂肪酸70%，而且有大量的原花青素，同時具有高抗氧化物質及豐富維生素 B_1、B_3、B_5、C、F、果糖、礦物質等，可以增強免疫系統、活化細胞再生，並促進血液循環，對心臟、血管方面有很大的幫助。

基底油基本DATA

拉丁學名 *Vitis vinifera*

科　別 葡萄科　　萃取部位 種子

注意事項

若衣褲布料材質沾到葡萄籽油，請立刻清洗，否則會因油脂氧化而產生臭味。

建議使用方法

質地清爽、溫和不刺激，適合做為按摩油，並有清潔皮膚的特質，可以當作卸妝基底油。

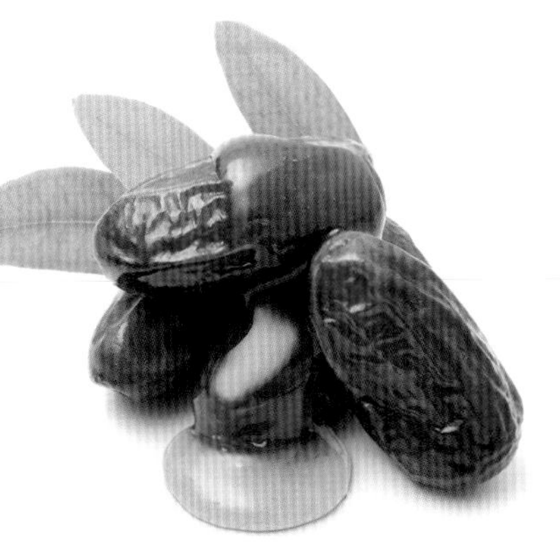

荷荷芭油 Jojoba oil

荷荷芭油是墨西哥原生植物荷荷巴（霍霍巴）的萃取物，屬於液態蠟，溫度低時會凝固，所以不宜放冰箱保存。荷荷芭油含豐富維生素 E，是天然的抗氧化劑，所以不容易變質，還有礦物質、蛋白質、荳蔻酸、植物蠟等物質，是很好的滋潤油和保濕油。

基底油基本DATA

拉丁學名 *Simmondsia chinensis*

科　別 油蠟樹科　**萃取部位** 種子

注意事項

荷荷芭油不需要冷藏，如果顏色是透明的，表示成分有疑慮，請不要使用。

建議使用方法

荷荷芭油和抹香鯨油脂相似，可以讓皮膚生成的油脂達到平衡，和肌膚的相容性高，能舒緩牛皮癬、異位性皮膚炎、青春痘，達到消炎、滋潤頭髮和皮膚的效果。

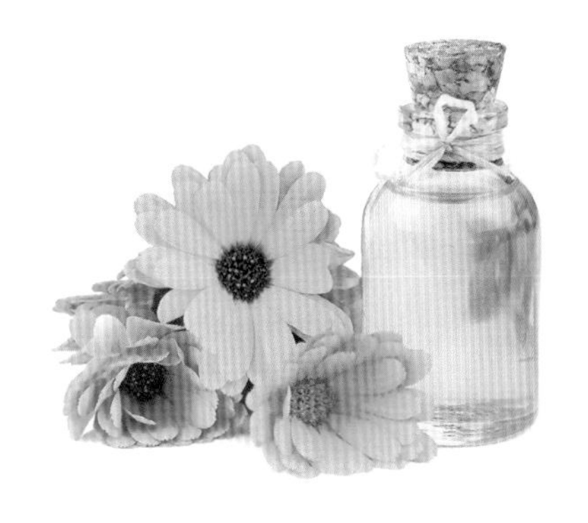

金盞花油 Calendula oil

金盞花油是將金盞花浸泡在植物油中製成，歷史悠久。印度人稱金盞花為神聖之花，古埃及人則認為它能延年益壽、延緩衰老；在美國南北戰爭時期，醫生也使用金盞花油治療傷口。由於含有天然的礦物質和維生素 C，具有良好的滋潤效果，可以舒緩鎮靜肌膚。

基底油基本DATA

拉丁學名 *Calendula officinalis*

科　別 菊科　**萃取部位** 花朵

注意事項

為外用基底油，請勿吞食及接觸眼睛，請置於兒童不易取得的地方。

建議使用方法

舒緩蚊蟲叮咬、牛皮癬、濕疹，對過敏體質也有舒緩的功能，與精油搭配後效果更加分。

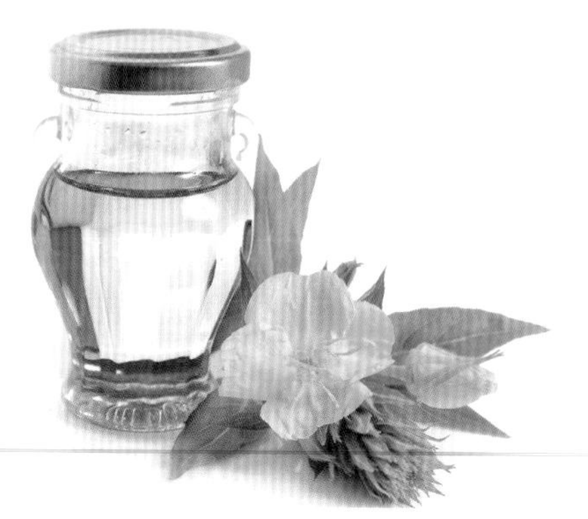

月見草油 Evening primrose oil

月見草的味道不是很好聞，只會在夜間開花、日出即凋謝的黃花，是從植物月見草的種子所提煉出來的油脂，常用來製作保健食品，也能改善兒童的過動症。

基底油基本DATA

拉丁學名 *Oenothera biennis*

科 別 柳葉菜科 萃取部位 種子

注意事項

美國國立衛生研究院説明如下，請多留意。
① 短期服用安全，長期使用上不明確。
② 頭痛和胃痛是存在的輕微副作用。
③ 孕婦、癲癇者、吃華法林抗凝血劑、凝血功能異常的人慎用。

建議使用方法

適用改善異位性皮膚炎、濕疹、類風濕性關節炎；可當作潤膚油使用，能預防肌膚乾燥，擦在指甲能預防指甲斷裂，對於婦女疾病（例如：經前症候群、氣血不足）也有幫助。

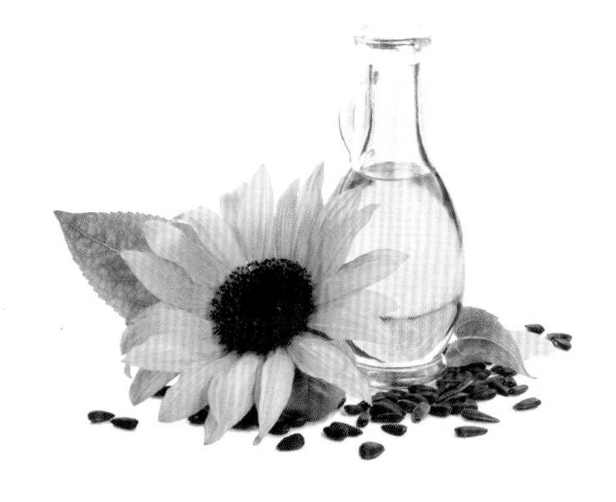

葵花籽油 Sunflower seed oil

原產於南美洲，現在美國、法國、地中海等國家都有種植。葵花籽油是從葵花籽中萃取的油，質地較甜杏仁油等高保濕性的油脂清爽，適合中性膚質使用，並且含豐富的礦物質和維生素，可以溫和修護肌膚。由於普遍性高、價格平實，也常被用來當成需大量使用的浸泡油。

基底油基本DATA

拉丁學名 *Helianthus annuus*

科 別 菊科 萃取部位 種子

注意事項

不宜選購食用的葵花籽油，因為它已經提煉，所以無法使用於芳香療法。

建議使用方法

選擇顏色偏黃的油比較好，如果冬天與薑精油搭配使用，擦在手腳更加強保暖的效果，但記得不適用身體所有的疼痛症狀。

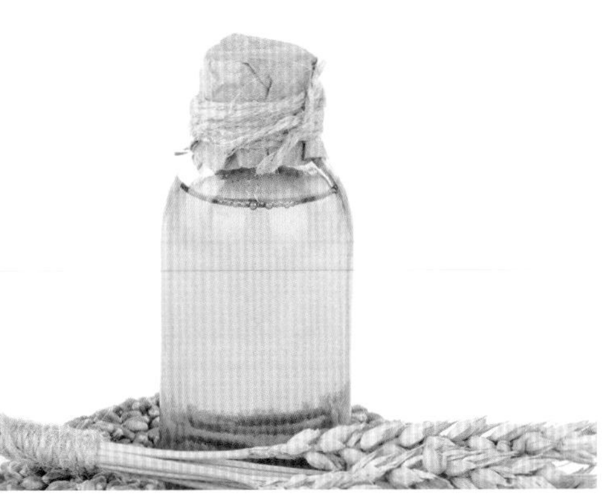

小麥胚芽油 Wheatgerm oil

產於西亞地區，有不同種類的小麥胚芽遍佈於世界多國，是由小麥胚芽經過浸泡或壓榨出的油脂，呈淺咖啡色，維生素 E 含量特別高，被公認為營養保健功能性的油脂。

基底油基本DATA

拉丁學名 *Triticum aestivum*

科　別 禾木科　　萃取部位 胚芽

注意事項

如果對小麥過敏者，使用前必須先測試過敏反應。

建議使用方法

做成油霜可以滋潤皮膚，但因為黏稠比較難推動，所以不適合按摩皮膚，建議與乳液搭配後按摩，可以改善此困擾，將更容易按摩。

基底油有一定要用哪種嗎？

上面列的這幾種純植物油，都可以依照自己的需求，自由運用代替，也可以購買混合好的植物油，只是要確認成分是否單純、天然，才不會對寶寶細嫩的肌膚造成傷害。

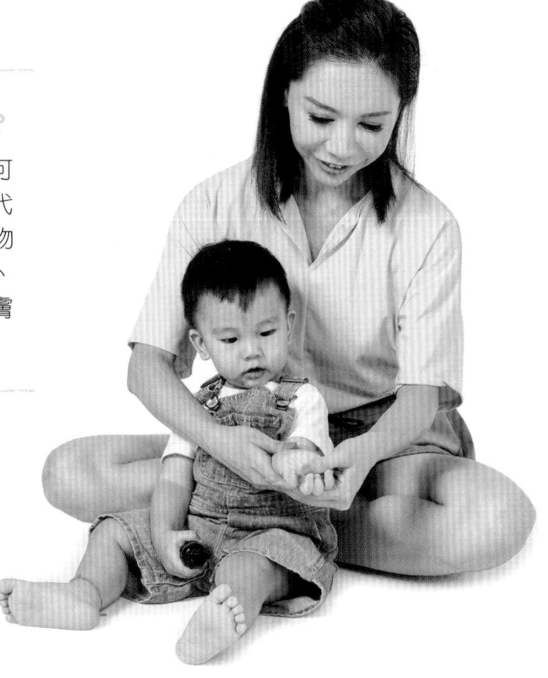

COLUMN 專欄

一定要知道的精油小知識

面對琳瑯滿目精油種類和品牌的時候，你是不是感到眼花撩亂？不知道該如何挑選、判斷品質和保存、不確定哪些症狀有沒有使用禁忌呢？其實要進入芳療的世界很簡單，只要掌握幾個小技巧，就可以輕鬆挑選、不怕用錯喔！

成為挑選精油高手

買到便宜的精油，會擔心品質有問題；買到貴的，又不甘心當了冤大頭，是不是很苦惱呢？只要學會如下兩大原則，下次在挑選時一定能輕鬆自在不慌張，成為精油挑選與購買的高手！

注意精油的成分與來源

天然純精油萃取不易，而市面上有些精油公司為了降低成本而加入人工香精或是劣質精油後銷售，當人體使用到成分不純的精油，無論擴香或塗抹方式，極可能對我們的健康和皮膚造成危害！所以當我們選購精油時，一定要多留意精油內的成分和品質。而且精油非越香越好，當你拿到的精油香味持久度非常久，甚至香到令人頭暈不舒服時，這樣的精油極有可能含「人工香精」。人工香精是由數多種人工化合物所組成，聞久了不但會令我們的身體不適，甚至導致癌症及死亡危險。

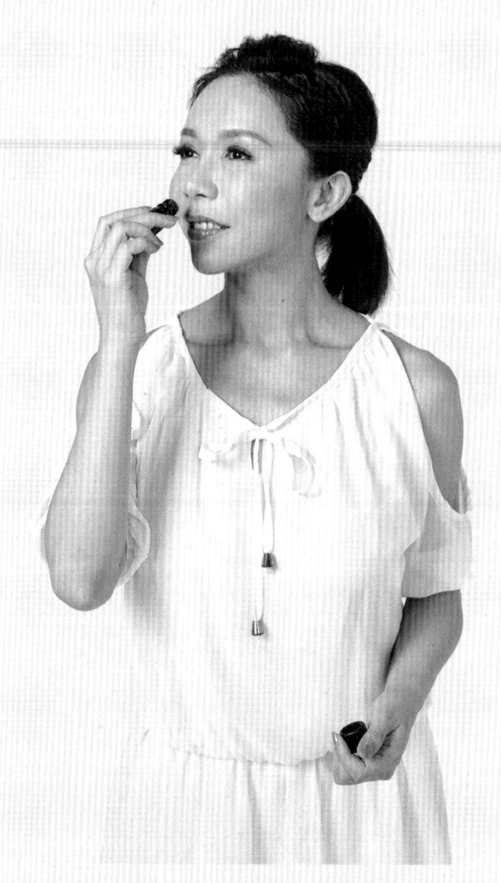

▲ 品質好的精油聞起來舒服，若香味令人頭暈則可能含「人工香精」。

所以，當我們在挑選精油時，請先多瞭解精油的成分與來源（產地），我們可以透過網路搜尋公司的相關資訊，甚至詢問店員，若店員無法清楚說明自家產品的相關內容，或是只提供模擬兩可的官方說法，則表示這個產品或許有很大的疑慮，建議別逗留了，趕快到別家買吧！

選擇深色玻璃瓶的包裝

如果看到精油裝在透明瓶罐，請勿購買，天然純精油宜選購裝在「深色或不透明」玻璃瓶裡，才能獲得安全有效的保存。因為精油畏光，裝在深色或不透明玻璃瓶，可避免被陽光照射而使精油中的成分變質。另外，也別購買用塑膠瓶裝的精油，純度夠的精油不會隨意裝在塑膠瓶裡，不但容易變質，還有可能因為品質不良的塑膠出現溶膠問題，因而產生有毒反應。

或許有人有疑慮：「精油瓶的蓋子是塑膠的，這樣也會產生有毒物質嗎？」不用擔心，由於瓶蓋不會像瓶身長時間被精油接觸浸泡，所以不會有此問題，但如果精油被倒著放，依然可能因為長時間接觸塑膠而產生有毒物質。

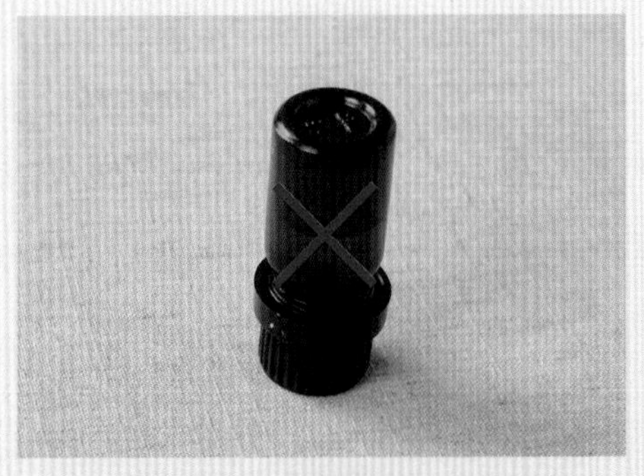

▲ 精油倒著放，容易變質及產生毒素。

精油品質好壞測試

你可以拿一張紙試驗，滴1滴需測試的精油在衛生紙上，如果15分鐘沒有暈開代表這瓶精油的品質夠純；若有兩層油漬，意思是油水分離，即表示這瓶精油純度不足，或許參雜其他不明種類的精油，建議最好別購買。

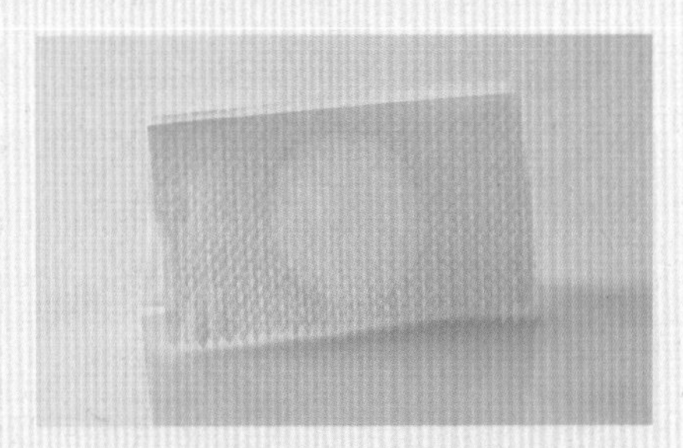

▲ 滴在紙巾上後，沒有產生雙層油漬，才是品質好的精油。

精油的使用與保存

當自己開心挑到適合家人和孩子的精油，帶回家後卻忽略天然純精油的保存方法，導致純精油在短時間內變質，一定覺得很可惜且浪費錢，所以我們更需要學會正確的精油保存方法，讓買回來的精油功能發揮淋漓極致。

接觸精油前雙手需保持乾淨

天然純精油接觸到其他物質容易變質，其中包含使用精油時，周遭的環境不夠乾淨，或手還沒清潔過就觸碰精油，所以在接觸精油前，必須把手部清潔乾淨再使用精油，再來即是打開精油瓶蓋後，手指不宜直接接觸瓶口，這樣才能保持精油的純淨。

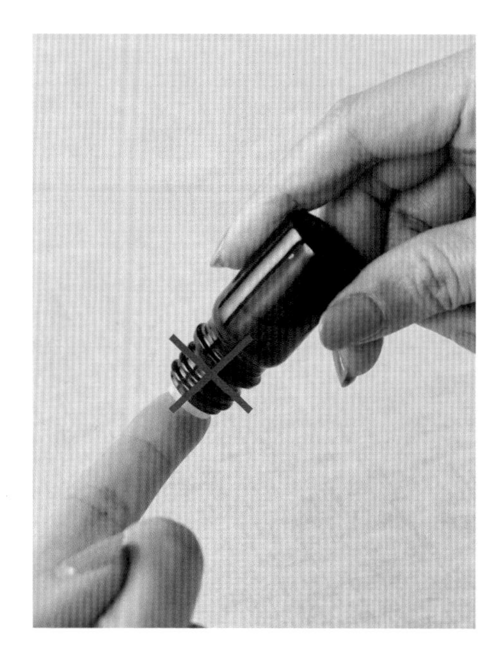

▲ 手指直接碰瓶口，手上的細菌和髒污容易污染精油。

精油打開後盡快使用完

打開天然純精油後請盡快用完，因為純精油在接觸空氣後，就會慢慢開始變質，雖然沒有雜質的純精油保存期限很長，但只要長時間接觸空氣或其他物質，精油的品質依然很容易受影響，所以為了使用到純精油的完美精華，最好可以在一年內用完為佳。

精油務必稀釋後使用

天然純精油的濃度相當高，所以使用時一定要稀釋，而稀釋的方法可以透過植物基底油，尤其是用在嬰兒與兒童的身體，其濃度更應低於大人，若精油濃度太高會對孩子造成身體負擔且浪費精油，請記得一個觀念：「使用精油的濃度不是越濃越好」，應「由輕至重」為最正確！

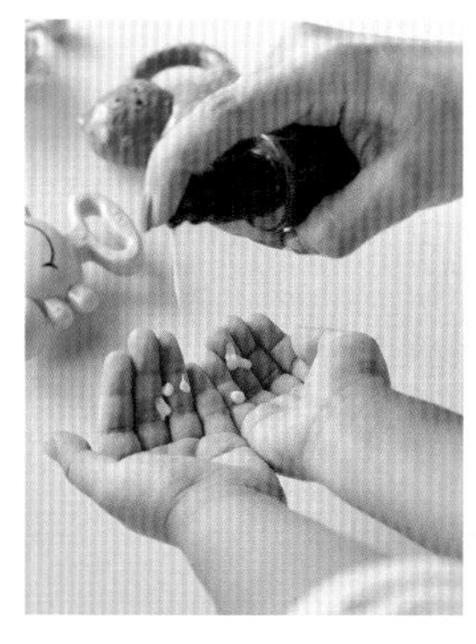

▲ 使用在肌膚上的精油，要先經過稀釋。

精油的保存重點

- 使用不透光的遮光玻璃瓶。
- 避免高溫潮濕，放在陰涼乾燥處。
- 每次使用時，確保雙手乾淨。
- 使用後盡快蓋上蓋子，減少與空氣接觸。
- 請勿放入冰箱。

使用前先確認皮膚敏感度

接觸新品牌或新類別的精油前，可以先取1滴擦在孩子的耳朵後或手臂內側，因為這是人體皮膚較薄的部位，待30分鐘後，若有紅腫、發癢、不舒服的狀況，即表示可能此款精油的品質不良，或濃度太高，或是這瓶精油不適合孩子使用，這時候爸媽就可以換其他同樣效果的精油試試看，一定可以找到適合寶貝的精油。

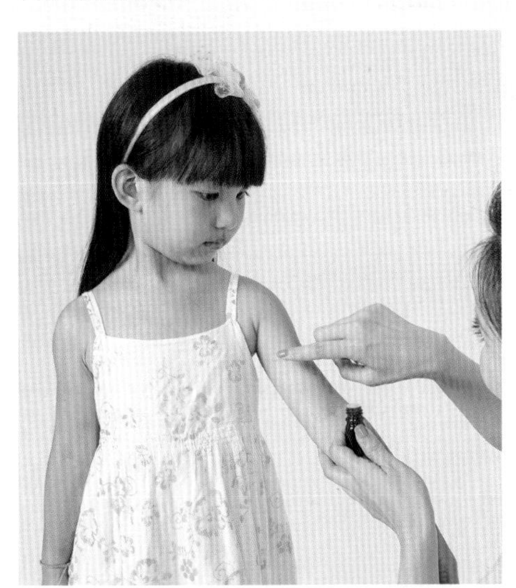

▲ 取 1 滴精油塗抹於孩子的手臂內側，可判斷皮膚的敏感程度。

保存時應避開高溫潮濕處

天然純精油最怕溫度高，故於製作精油保養品或清潔用品時，若遇到需加熱時宜控制在60°C以下，溫度太高易破壞精油成分而導致變質，甚至失去原有的精華。平時保存精油，應避免放置高溫或潮濕處，純精油必須放在陰涼乾燥的地方保存，最好的方式為放於木盒中，這樣不僅讓精油維持原有的品質，亦能使精油保存更久。

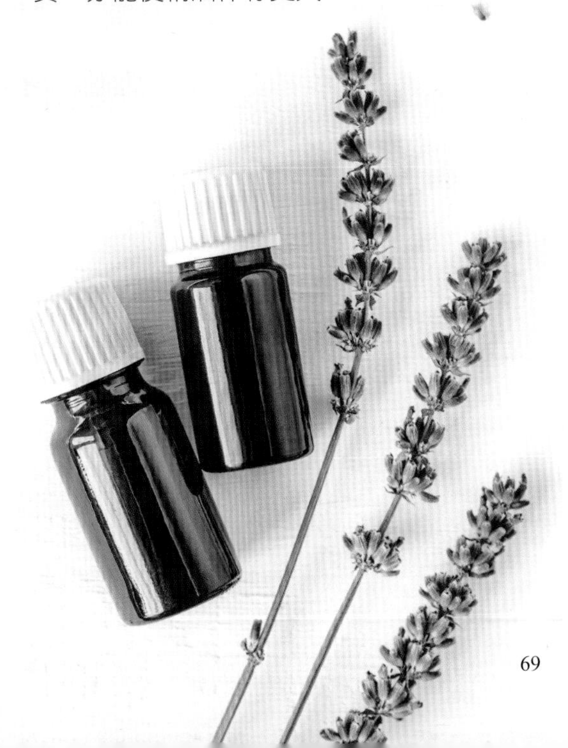

使用精油的禁忌

雖然精油芳療對我們的身心靈有很好的幫助，但若遇到下列症狀（例如：癲癇、高血壓、懷孕等），在挑選精油時，則需留意哪些種類不宜使用，還需注意兒童使用精油的禁忌，在此列出幾項我的經驗給大家參考。你只要花點時間瞭解精油的特性與使用方式，調整好濃度比例，就可讓全家人輕鬆感受精油的香氣魅力與對身心靈帶來的好處。

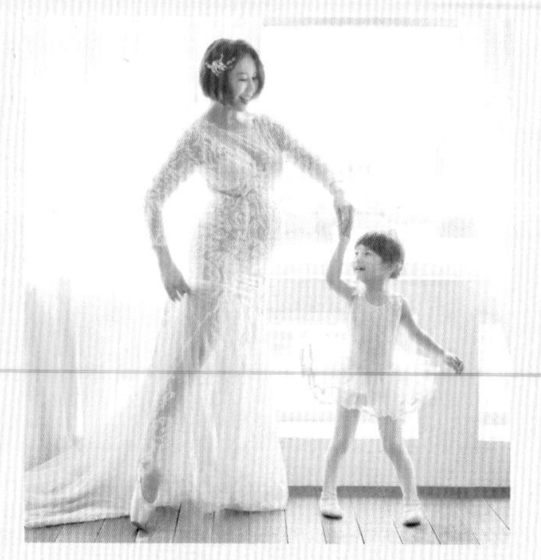

▲ 懷孕期間使用精油需要特別謹慎。

身體有哪些症狀不宜使用精油？

1. 癲癇者：禁用迷迭香、牛膝草、茴香、羅勒、鼠尾草，這些精油屬於高度刺激特性。
2. 癌症患者或腫瘤：必須取得醫師同意並確認對病情不會有影響的情況下，才可使用精油。
3. 高血壓：慎用絲柏、牛膝草，因為容易收縮血管系統而導致血壓異常。
4. 血友病：這類患者的凝血功能不佳，身體若有瘀青或出血則會有危險，所以不適合用精油進行身體按摩。
5. 懷孕：懷孕初期與後期禁止使用精油，中期可使用低劑量濃度精油，但刺激性精油禁用（例如：玫瑰、冬青、迷迭香），以免導致流產。

兒童宜避免的精油

由植物萃取而成的天然純精油，其擴香就像在戶外聞到大自然花、草、樹木的味道，如果是擴香法，對於小朋友幾乎不會造成任何傷害，除非精油不純，或成分含有人工香精或其他人工化學物質，如此透過擴香或嗅吸後，對大人或小孩都會造成可怕的影響，例如：神經系統、大腦受損，所以身為父母必須清楚手上的精油是否為純精油，有安全成分且來源可靠。還有即是氣管極為敏感的孩童聞到刺激的味道容易感到不適，但很少見。

右頁提供的精油，若使用在嬰兒與兒童的皮膚，可能會導致孩童身體過敏與刺激，建議應避免使用，或是先諮詢專業醫師為宜。

兒童芳療的NG精油

1. 肉桂皮、百里香、醒目薰衣草：含有樟腦、龍腦的成分較多。
2. 迷迭香：嬰兒、兒童與罹患高血壓及癲癇患者不宜使用，容易導致血液流動太快。
3. 藍桉尤加利、牛膝草：較為刺激，使黏膜容易乾燥而造成不適。
4. 冬青：不容易代謝，小孩的代謝系統發育尚未成熟，所以不宜使用。
5. 鼠尾草：成分中含化學物質側柏酮（thujone），易影響孩子尚未發育完整的肝臟系統。

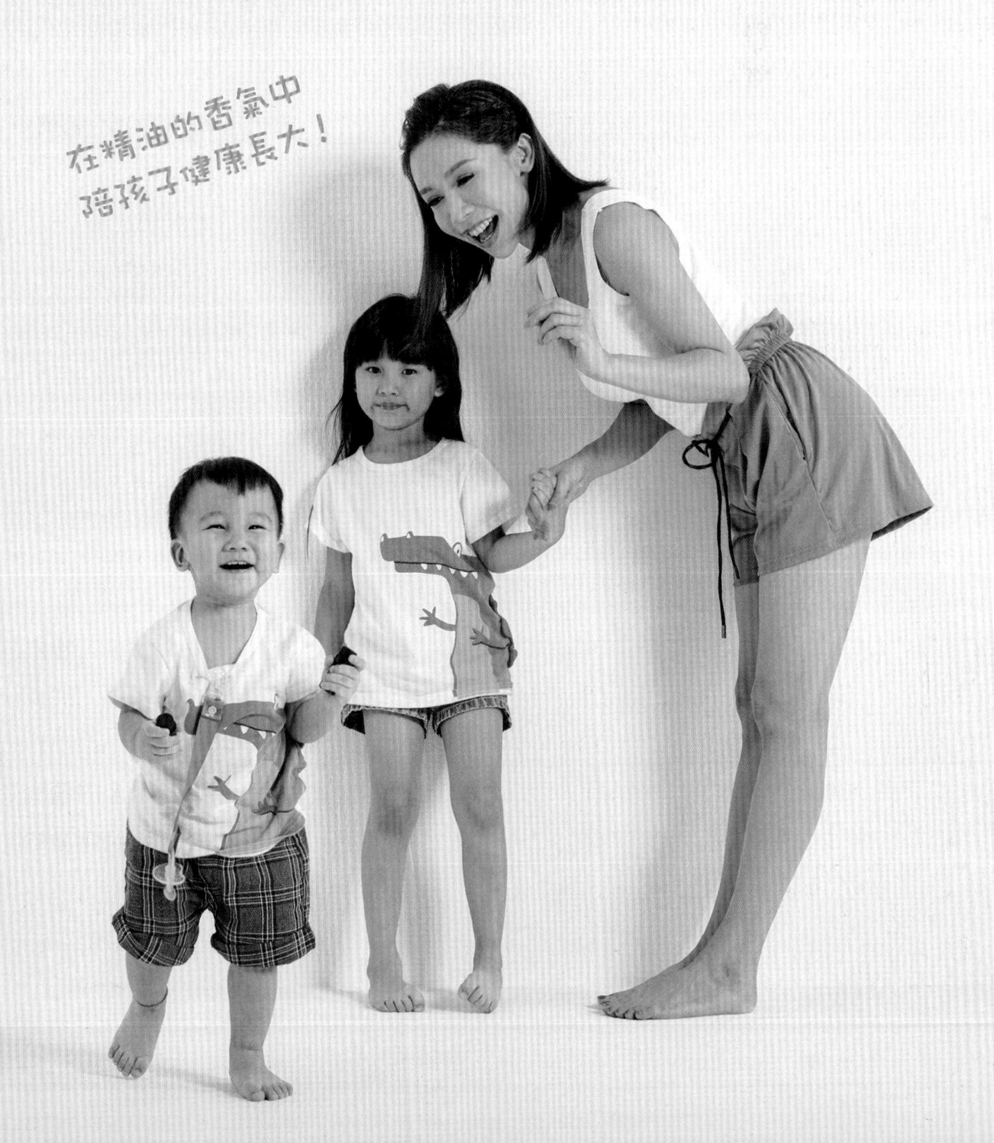

PART

3

對症舒緩，溫和有效！

帶孩子遠離 身心的不適症狀

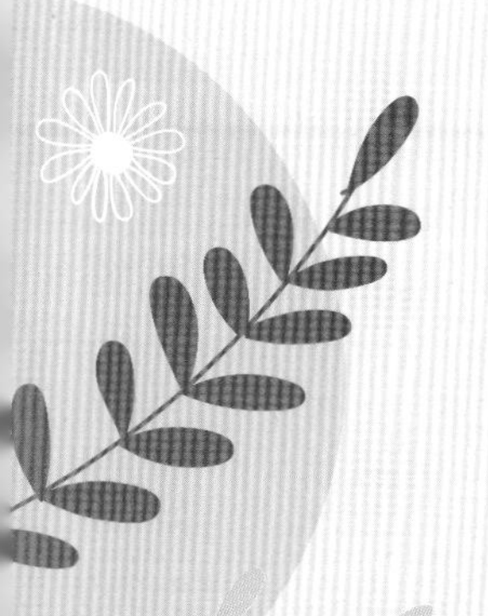

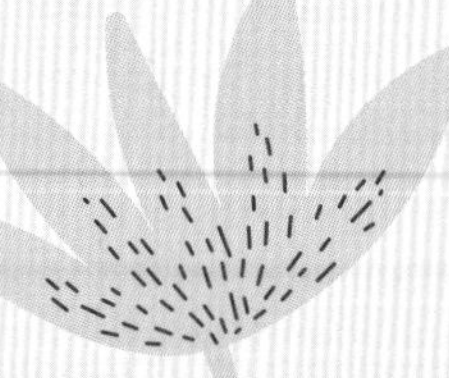

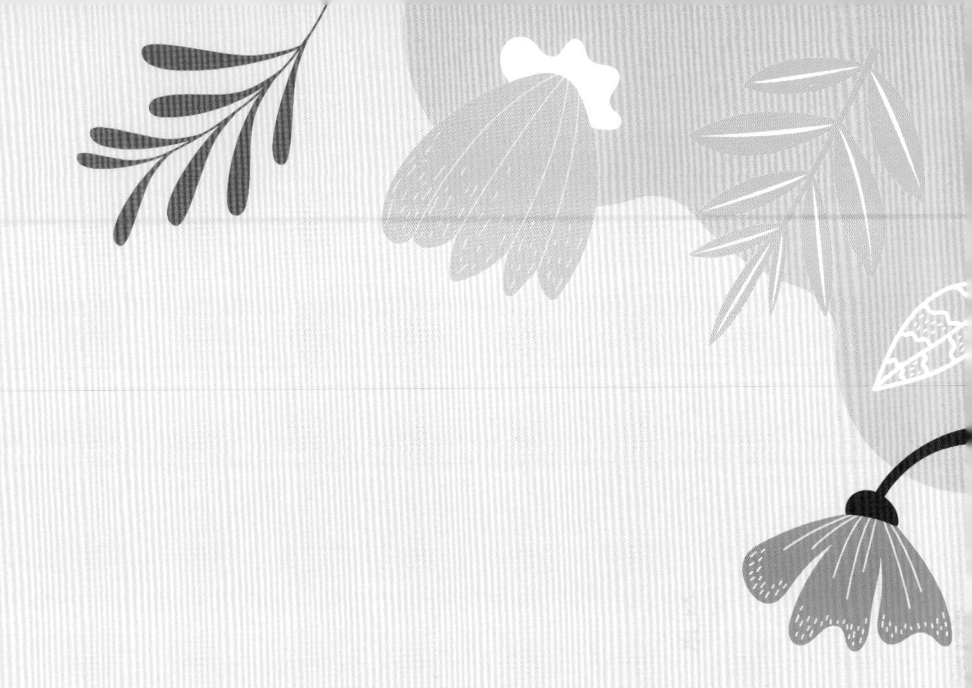

孩子在長大的過程中，難免會遇到身體和心理方面的大小症狀，拉肚子、發燒、皮膚炎、跌倒擦傷、不專心、過動等都是常有的事，讓當父母的我們，無法停止擔心害怕。這時候，如果懂得運用精油的天然力量，就能有效瓦解這些不定時炸彈般的難題，給自己和孩子更安心快樂的生活。

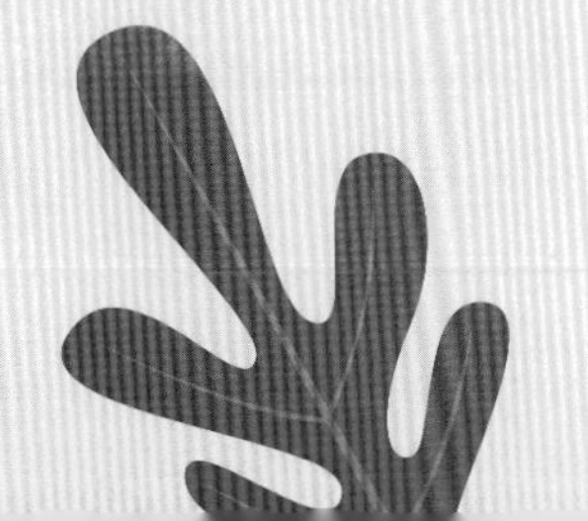

身體問題① 發燒

輕微的發燒有益消除身體裡的病菌，但當超過38°C時就必須注意。這時候我會使用這個配方直接塗抹孩子全身各部位（避開頭髮），大腿內側、腋下、膝蓋後窩可多抹一些，每1～2小時塗抹一次全身。體溫一開始會從零點幾度下降，然後慢慢退燒。也可以另外將單方的薄荷精油用基底油稀釋成2%的濃度後，擦在雙腳的大拇指，雙腳的穴點對應著人體的全身器官，而大拇指則對應頭部，用薄荷擦在大拇指有助加強功效。記得要保持室內通風、多補充水分，也要讓醫生確認孩子發燒的原因，才能從根本改善。

配方（濃度2%）

真正薰衣草	5滴
檸檬	5滴
薄荷	5滴
羅文莎葉	5滴
甜杏仁油	50ml

TIPS 甜杏仁油比較快速被皮膚吸收，當孩子發燒時用甜杏仁油當基底油，能讓精油附著於身體，加速降低體溫。

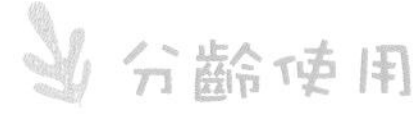

分齡使用

分齡稀釋	6個月以下➡0.5%	7個月～1歲➡1%	2歲以上➡2%以上

※可先嘗試基本濃度稀釋，如果擦了2次發現體溫沒有降，則每次以0.5%加強濃度，並觀察孩子的狀況是否改善。

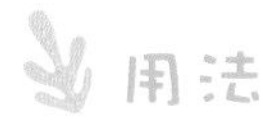

用法

將所有配方倒入玻璃容器，混合拌勻後，取適量直接用手塗抹在身體。

使用次數 每1～2小時一次，熱度降低後延長至3小時一次，待完全退燒後則不需再使用。

注意事項
- 薄荷精油適合6個月以上的嬰兒使用，6個月以下嬰兒可以換成茶樹精油。
- 未經稀釋的精油具刺激性，不可直接塗抹皮膚。
- 身體有任何不適，請先讓醫生確診狀況。

身體問題 2 喉嚨疼痛

孩子在感冒期間，或是遊戲中喊叫過度之後，會導致孩子的喉嚨不舒服甚至疼痛，這個時候可以使用檸檬、乳香、香桃木精油搭配基底油，稀釋比例後擦在喉嚨處舒緩。如果是因為感冒引起的咽喉腫脹而疼痛，可以再加1滴羅文莎葉精油，加強殺菌的效果。

配方（濃度2%）

檸檬	2滴
乳香	2滴
香桃木	2滴
荷荷芭油	15ml

TIPS 荷荷芭油親膚性強，滋潤效果好，對於兒童細嫩肌膚是非常好的保濕品，也能幫助喉嚨消炎。

分齡使用

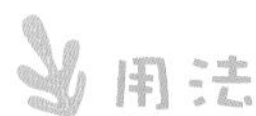

分齡稀釋	6個月以下➡0.5%	7個月～1歲➡1%	2歲以上➡2%以上

※可先嘗試基本濃度稀釋，如果擦了2次發現沒有改善，
則每次以0.5%加強濃度，並觀察孩子的狀況是否改善。

用法

將所有配方倒入玻璃容器中，混合拌勻，取適量直接塗抹在喉嚨處。

如果有滾珠玻璃瓶的話更好，方便攜帶、塗抹。

使用次數 每1～2小時一次，直到喉嚨痛舒緩。

注意事項
- 未經稀釋的精油具刺激性，不可直接塗抹皮膚。
- 身體有任何不適，請先讓醫生確診狀況。

其他延伸精油

① **松紅梅**：具有良好的消炎功效，可與配方中的任一精油替換使用。
② **香蜂草**：消炎及舒緩疼痛的功效，可與配方中的任一精油替換使用。

身體問題 13 鼻塞

鼻塞除了感冒之外，也是過敏季節常出現的症狀。如果是感冒的鼻塞，建議在配方中再滴1滴羅文莎葉精油加強殺菌。

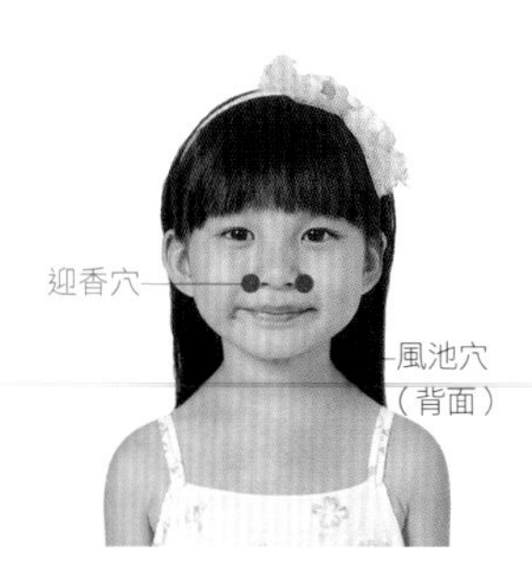

用這個配方塗抹在迎香穴、風池穴、印堂穴後輕輕按摩，可以幫助鼻塞暢通，減緩不舒服的感覺。在白天，我也會搭配澳洲尤加利精油擴香淨化空間，或是將配方中的精油（不含基底油）滴入盛熱水的大碗，加入0.5g鹽攪拌均勻後，讓孩子湊近碗邊吸氣，這樣也可以幫助鼻涕流出，舒緩阻塞感。

配方（濃度2%）

精油	用量	精油	用量
澳洲尤加利	2滴	茶樹	2滴
絲柏	2滴	葡萄籽油	15ml

TIPS 葡萄籽油富含抗氧化物及維生素，溫和低刺激，可以增加孩子的抵抗力、舒緩濕疹、過敏等肌膚問題。

分齡使用

分齡稀釋	6個月以下➡0.5%	7個月～1歲➡1%	2歲以上➡2%以上

※可先嘗試基本濃度稀釋，如果擦了2次發現沒有改善，則每次以0.5%加強濃度，並觀察孩子的狀況是否改善。

用法

1 **塗抹**：將所有配方倒入玻璃容器或滾珠玻璃瓶中混合拌勻，直接塗抹在人中或穴道（迎香、風池、印堂）上。

2 **擴香、嗅吸**：將配方精油（不含基底油）滴入擴香機，進行擴香；或是滴在掌心，搓熱後蓋在孩子的口鼻嗅吸。

使用次數 塗抹每1～2小時一次，擴香可隨時。

注意事項
- 未經稀釋的精油具刺激性，不可直接塗抹皮膚。
- 身體有任何不適，請先讓醫生確診狀況。

其他延伸精油

① **香脂冷杉**：香脂冷杉的氣味能讓鼻塞達到舒緩，可與配方中的任一精油替換使用。
② **松紅梅**：具有良好的消炎功效，可與配方中的任一精油替換使用。

身體問題④ 脹氣・腸絞痛

夏夏還是嬰兒時，很容易在半夜脹氣或腹痛哭醒，當時我都用這組配方按摩夏夏的肚子，繞著肚臍「順時鐘畫圈」。

有的時候寶寶肚子脹脹的不舒服，難免抗拒按摩時的壓迫感，哭鬧不讓我們觸碰他的肚子，這時候，可以像在玩遊戲一樣對著孩子邊唱歌邊畫圈，分散注意力。唱一句畫一圈，唱到第四句往鼠蹊部下滑，大約畫15圈，過一會兒就會排氣了；如果症狀嚴重，一天可按3次，之後每天1次當作保養。

配方（濃度2%）

薑	2滴
薄荷	2滴
胡蘿蔔籽	2滴
荷荷芭油	15ml

TIPS 荷荷芭油親膚性強，滋潤效果好，是兒童芳療常用的基底油，同時能舒緩脹氣與腸絞痛不適。

分齡使用

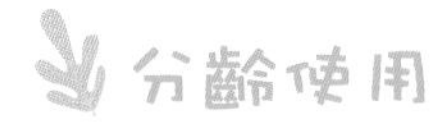

分齡稀釋	6個月以下➡0.5%	7個月～1歲➡1%	2歲以上➡2%以上

※可先嘗試基本濃度稀釋，如果擦了2次發現沒有排氣或排便，則每次以0.5%加強濃度，並觀察孩子的狀況是否改善。

用法

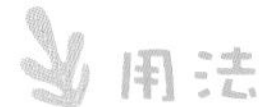

將所有配方倒入玻璃容器，混合拌勻後，取適量直接塗抹在腹部。

使用次數 嚴重時早中晚各一次，待順利通便後，可在洗澡後保養一次就好。

注意事項
- 未經稀釋的精油具刺激性，不可直接塗抹皮膚。
- 身體有任何不適，請先讓醫生確診狀況。

其他延伸精油

① **茴香**：能舒緩腸胃消化問題，可與配方中的任一精油替換使用。
② **快樂鼠尾草**：具抗痙攣效果，可與配方中的任一精油替換使用。

身體問題⑤ 拉肚子

小孩很容易因為暴飲暴食，或是吃到壞東西而拉肚子，這個時候我會用薑、薄荷、蠟菊搭配基底油，稀釋好比例後倒在手上，輕輕按摩寶寶的肚子，繞著肚臍「逆時鐘畫圈」(因為腸子排列的關係，腸子都是順的依序排列，所以順時鐘可以幫助排便，逆時鐘畫圈為止瀉)，我也會在這時侯唱歌，轉移寶寶的注意力，每3小時按摩一次，但此刻吃的東西必須限制，只能吃白飯、白吐司，不能喝奶，直到解便正常才可正常飲食。

配方（濃度2%）

薑 ························ 2滴
薄荷 ························ 2滴
檸檬 ························ 2滴
荷荷芭油 ························ 15ml

TIPS 荷荷芭油保濕效果好，和精油搭配，能改善孩子拉肚子及身體發炎的狀況。

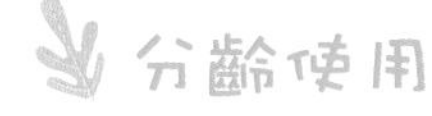

分齡稀釋	6個月以下➡0.5%	7個月～1歲➡1%	2歲以上➡2%以上

※可先嘗試基本濃度稀釋，如果擦了2次發現沒有改善，
則每次以0.5%加強濃度，並觀察孩子的狀況是否改善。

用法

將所有配方倒入玻璃容器，混合拌勻後，取適量直接塗抹在腹部。

使用次數 嚴重時，建議早中晚各按摩一次，直到不拉肚子，身體狀態恢復正常。

注意事項
- 未經稀釋的精油具刺激性，不可直接塗抹皮膚。
- 身體有任何不適，請先讓醫生確診狀況。

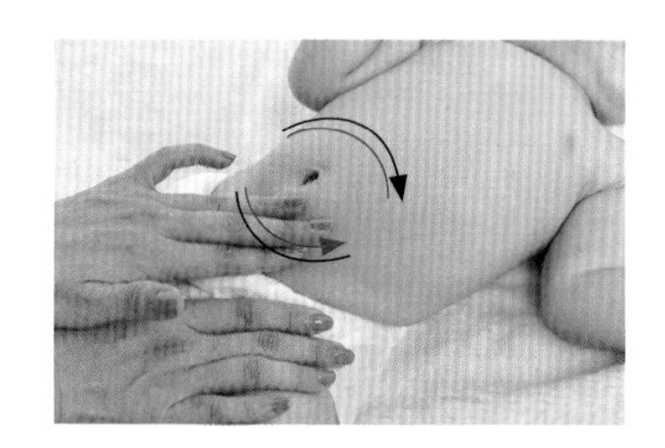

▲ 順時鐘按摩（黑箭頭）：幫助排便
逆時鐘按摩（紅箭頭）：止瀉

其他延伸精油

① **廣藿香**：能舒緩腸胃消化問題，可與配方中的任一精油替換使用。
② **杜松精油**：具有良好的消炎功效，可與配方中的任一精油替換使用。

身體問題⑥ 哮喘

有氣管過敏疾病的孩子，很容易引起哮喘，爸媽最擔心寶貝會過不了氣，這時請使用澳洲尤加利、乳香、薑搭配基底油，稀釋好比例後塗抹於喉嚨和胸腔，然後滴在棉布或手掌上嗅吸，直到呼吸平順為止。平時如果感覺孩子快要哮喘發作，也可以用北非雪松、薄荷、絲柏透過擴香來舒緩不適。

配方

塗抹（濃度2%）

澳洲尤加利	2滴
乳香	2滴
薑	2滴
甜杏仁油	15ml

擴香

北非雪松	2滴
薄荷	2滴
絲柏	2滴

TIPS 甜杏仁油富含維生素、蛋白質和礦物質，成分溫和具保濕性，具有消炎功效，很適合用於芳療。

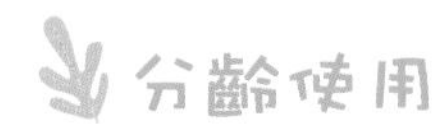

分齡使用

分齡稀釋	6個月以下➡0.5%	7個月～1歲➡1%	2歲以上➡2%以上

※可先嘗試基本濃度稀釋，如果擦了2次發現沒有改善，則每次以0.5%加強濃度，並觀察孩子的狀況是否改善。

用法

1 **塗抹**：將所有配方倒入玻璃容器，混合拌勻後，取適量直接塗抹在喉嚨和胸腔。
2 **擴香**：將配方精油滴入擴香儀，進行擴香；或是滴在掌心，搓熱後蓋在孩子的口鼻嗅吸。

使用次數 塗抹每1～2小時一次，擴香可隨時。

擴香濃度 視室內空間大小而定。此精油配方適合6坪大空間，需要精油共6滴；若是更大或更小空間，則依此酌量增減精油滴數。

注意事項
- 請注意「擴香濃度」所指示精油用量，若空間小卻使用太多滴精油，反而浪費而且效果不佳。
- 未經稀釋的精油不可直接塗抹皮膚。身體有任何不適，請先讓醫生確診狀況。

其他延伸精油

① **百里香**：能淨化肺部，讓呼吸功能正常，可與配方中的任一精油替換使用。
② **馬鬱蘭**：能舒緩氣管緊張，可與配方中的任一精油替換使用。

身體問題⑰ 蚊蟲叮咬

出門在外，孩子很容易被蚊蟲叮咬，可以使用這個配方搭配基底油噴在棉布或衣物上，讓蚊蟲不敢靠過來。因為精油很天然，所以1～2小時就要使用一次，以持續防蚊蟲的效果。如果已經被叮咬，則使用傷口修復的配方，塗在蚊蟲叮咬處不僅可止癢、消腫，還可以修復傷口。

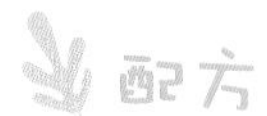

預防蚊蟲叮咬（濃度4%）

醒目薰衣草	3滴
茶樹	3滴
檸檬	3滴
乳香	3滴
荷荷芭油	15ml

被叮咬後的傷口修復（濃度2%）

德國洋甘菊	2滴
真正薰衣草	1滴
薄荷	1滴
檸檬	1滴
乳香	1滴
月見草油	15ml

TIPS
- 荷荷芭油具保濕效果；月見草油延展性佳，清爽易於吸收，有助於修復肌膚及舒緩乾癢、過敏。
- 醒目薰衣草效果好但較為刺激，只能使用在孩童的衣物上，所以未列在前面章節介紹的精油中。

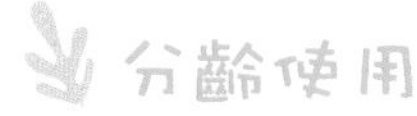

分齡稀釋	6個月以下➡0.5%	7個月～1歲➡1%	2歲以上➡2%以上

※可先嘗試基本濃度稀釋，如果擦了2次發現沒有改善，
則每次以0.5%加強濃度，並觀察孩子的狀況是否改善。

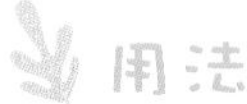

1. **預防蚊蟲叮咬：**將所有配方倒入玻璃噴霧罐，搖晃均勻即可使用。因為這組精油稀釋濃度較高，請直接噴在棉布或手帕表面，然後放在孩子身上。
2. **被叮咬後的傷口修復：**將所有配方倒入玻璃容器，混合拌勻，直接塗抹在蚊蟲叮咬處。

使用次數 每1～2小時噴或塗抹一次。

注意事項
- 醒目薰衣草請噴灑在衣物上，勿接觸孩童肌膚。
- 未經稀釋的精油具刺激性，不可直接塗抹皮膚。

其他延伸精油

① **香茅：**具防蚊蟲功效，可與預防蚊蟲叮咬配方之任一精油等量替換。
② **萊姆：**有消腫的作用，可與傷口修復配方中的檸檬精油等量替換。

身體問題⑧ 屁屁疹

皮膚敏感的寶寶最容易有屁屁疹，尤其在炎熱的夏天，常看到紅到令人心疼的紅屁股，孩子因為疼痛而加倍哭鬧，此刻爸媽的心都碎了一地。我會拿真正薰衣草、檸檬、茶樹、德國洋甘菊精油搭配基底油，稀釋好比例後擦在屁股紅紅的部位，或是將這組配方調油做成油膏（製作油膏的方法請參考P.122），透過油膏能讓泛紅處與尿布有隔離的效果，每2～3小時擦一次，很快就好了。

配方（濃度3%）

真正薰衣草 ·········· 2滴
檸檬 ·········· 2滴
茶樹 ·········· 2滴
德國洋甘菊 ·········· 3滴
月見草油 ·········· 15ml

TIPS 月見草油質地清爽，容易被孩童皮膚吸收，並具有修復的效能。

分齡使用

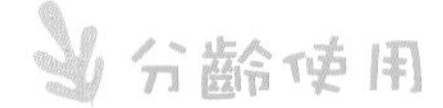

分齡稀釋	6個月以下➡0.5%	7個月～1歲➡1%	2歲以上➡2%以上

※可先嘗試基本濃度稀釋，如果擦了2次發現沒有改善，則每次以0.5%加強濃度，並觀察孩子的狀況是否改善。

用法

將所有配方倒入玻璃容器，混合拌勻後，取適量直接塗抹在屁屁疹的部位。

使用次數 每2～3小時塗抹一次，可趁換尿布時同步處理。

注意事項
- 未經稀釋的精油具刺激性，不可直接塗抹皮膚。
- 身體有任何不適，請先讓醫生確診狀況。

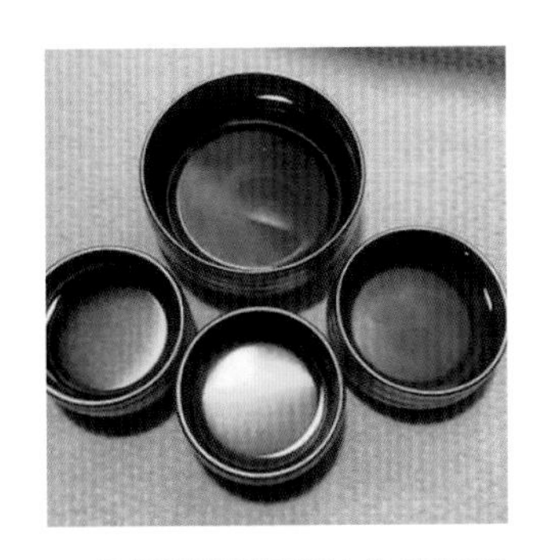

▲ 德國洋甘菊精油會呈現清澈的綠色或藍綠色。

其他延伸精油

① **乳香**：能讓受傷的肌膚修復傷口，可與配方中的任一精油替換使用。
② **蠟菊**：能讓受傷的肌膚達到修復並淡疤，可與配方中的檸檬精油替換使用。

身體問題 9 濕疹

寶寶幼嫩的皮膚很容易因為環境的潮濕，或是因為溫度控制不當引起濕疹發作。我會將這組配方調成油膏來使用（製作油膏的方法請參考P.122），甚至將精油分成兩部分完成，德國洋甘菊、真正薰衣草、蠟菊第一組，德國洋甘菊、真正薰衣草、胡蘿蔔籽油第二組，然後交替使用，讓皮膚不會產生慣性，如同用藥原理，用久了會產生抗藥性。

同時必須注意飲食，禁止冰食，避免糖、奶、反式脂肪，讓寶寶所待的環境保持乾燥通風，如果是喝母奶，媽媽的飲食也必須控制喔！

配方（濃度2%）

德國洋甘菊 ······ 2滴
真正薰衣草 ······ 2滴
蠟菊 ······ 1滴
胡蘿蔔籽 ······ 1滴
月見草油 ······ 15ml

TIPS 月見草油容易被孩子的肌膚吸收，並可修復皮膚及改善發癢與不適。

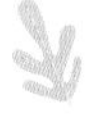

分齡使用

分齡稀釋	6個月以下➡0.5%	7個月～1歲➡1%	2歲以上➡2%以上

※可先嘗試基本濃度稀釋，如果擦了2次發現沒有改善，
則每次以0.5%加強濃度，並觀察孩子的狀況是否改善。

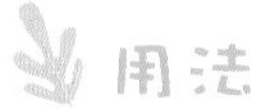

用法

將所有配方倒入玻璃容器混勻後，直接塗抹在濕疹處。

使用次數 每2小時一次，直到不適處達到舒緩。

注意事項
- 未經稀釋的精油具刺激性，不可直接塗抹皮膚。
- 身體有任何不適，請先讓醫生確診狀況。

其他延伸精油

① **檜木**：能修護傷口，可與配方中的任一精油替換使用。
② **松樹**：能安撫受刺激的肌膚，可與配方中的任一精油替換使用。

身體問題⑩ 食欲不佳

用餐的時候，小孩偶爾不想吃或沒有食欲，這個時候我會以柑橘類精油擴香，比如檸檬、甜橙、佛手柑，這類精油聞起來香香甜甜的，很容易引起食欲，或是滴入孩子喜歡的柑橘類精油，讓他有飢餓感，絕對可以大幅提升寶貝用餐的興致、全家人胃口大開喔！

配方

柑橘類 ··························· 5～8滴
（例如：檸檬、甜橙、佛手柑）

分齡使用

無限制，精油不需要稀釋。

用法

將所有精油滴入擴香儀，進行擴香；
或是直接滴入食物。

使用次數 用餐的時候使用。

擴香濃度 視室內空間大小而定。此精油配方適合5～8坪大空間，需要精油共5～8滴；若是更大或更小空間，則依此酌量增減精油滴數。

注意事項
- 避免使用較刺激性精油（例如：薄荷），容易讓孩子無法靜下心用餐。
- 請注意「擴香濃度」所指示精油用量，若空間小卻使用太多滴精油，反而浪費而且效果不佳。
- 若要滴入食物中，請務必慎選可供食用的天然精油。

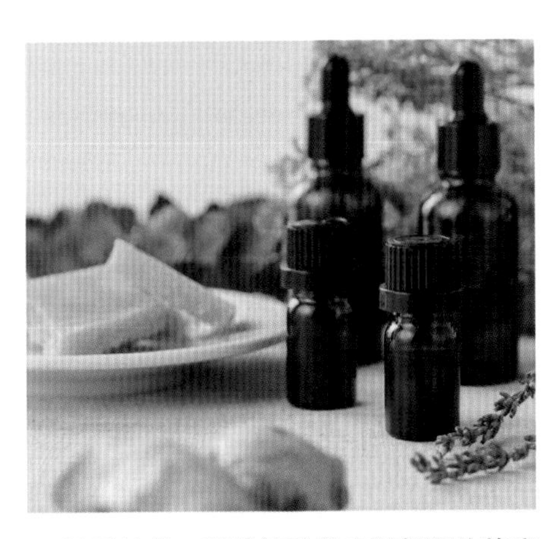

▲ 擴香法是一種快速改善空間氛圍的芳療方式，不論是用餐或工作、休息，都可以選擇對應精油，打造舒適的環境。

其他延伸精油

① **花類精油5～8滴**：比如玫瑰、茉莉、橙花，能使心情愉悅、產生幸福感，讓孩子在愉快的氛圍中快樂用餐。

身體問題⑪ 燒燙傷

在突發狀況下發生燒傷或燙傷，絕對不要先沖水！當下我會立刻用真正薰衣草（純精油，不稀釋）滴在患處，能達到止血、止痛的效果，並且加快傷口癒合的速度。之後的傷口修護，則使用這個配方，稀釋好比例後塗抹，可以加強修復傷口及淡疤。

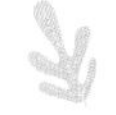

配方（濃度2%）

真正薰衣草 ························ 2滴
乳香 ························ 2滴
蠟菊 ························ 2滴
月見草油 ························ 15ml

TIPS 月見草油含豐富的omega-6脂肪酸，能有效修復受傷的皮膚。

分齡使用

分齡稀釋	6個月以下➡0.5%	7個月～1歲➡1%	2歲以上➡2%以上

※可先嘗試基本濃度稀釋，如果擦了2次發現沒有改善，
則每次以0.5%加強濃度，並觀察孩子的狀況是否改善。

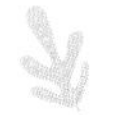

用法

將所有配方倒入玻璃容器，混合拌勻後，取適量直接塗抹在患處。

使用次數 每2小時一次。

注意事項
- 未經稀釋的精油具刺激性，不可直接塗抹皮膚。
- 請務必挑選「真正薰衣草」品種，才能達到處理傷口的效果。市面上常見的醒目薰衣草（Lavandin）為交配品種（真正薰衣草與寬葉薰衣草交配），具有防蚊驅蟲的效果，但不適合直接用在肌膚上，尤其是小朋友。

其他延伸精油

① **玫瑰**：能修護淡疤傷口，可與配方中的任一精油替換使用。
② **沒藥**：能修護傷口，可與配方中的任一精油替換使用。

身體問題⑫ 消化不良

孩子有時候吃太多難免消化不良，因此導致腸胃不舒服，此刻適合使用薑、乳香、苦配巴精油搭配基底油，稀釋好比例後塗抹於腹部（順時鐘畫圈），或是按摩腎俞穴，和肚臍同一水平線的脊椎左右兩邊雙指寬處，可以讓孩子的腸胃獲得舒緩。

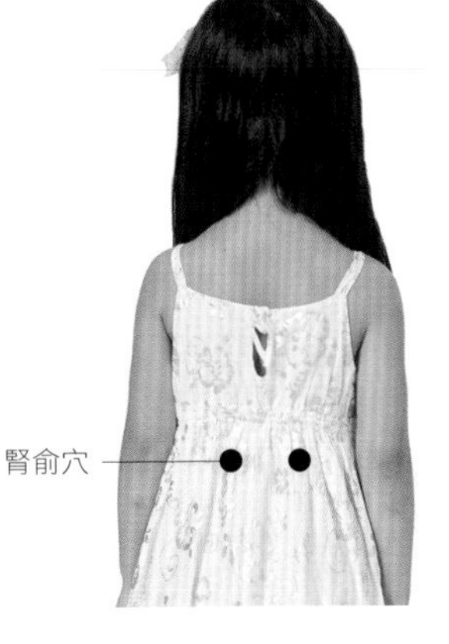

配方（濃度2%）

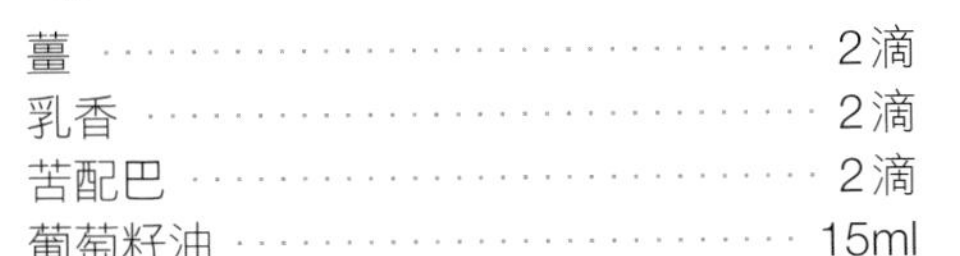

薑 ························ 2滴
乳香 ······················ 2滴
苦配巴 ···················· 2滴
葡萄籽油 ·················· 15ml

TIPS 葡萄籽油溫和低刺激、沒有太重的味道，而且有改善消化循環功能的作用。

分齡使用

分齡稀釋	6個月以下➡0.5%	7個月～1歲➡1%	2歲以上➡2%以上

※可先嘗試基本濃度稀釋，如果擦了2次發現沒有改善，
則每次以0.5%加強濃度，並觀察孩子的狀況是否改善。

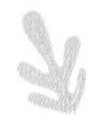

用法

將此配方精油和基底油倒入玻璃容器混勻後，取適量直接塗抹在腸胃部位。

使用次數 每2小時一次，直到腹部舒適。

注意事項
- 未經稀釋的精油具刺激性，不可直接塗抹皮膚。
- 身體有任何不適，請先讓醫生確診狀況。

其他延伸精油

① 茴香：能舒緩腸胃不適，可與配方中的任一精油替換使用。
② 香茅：能改善腸胃不適，可與配方中的任一精油替換使用。

身體問題⓭ 眼睛不適

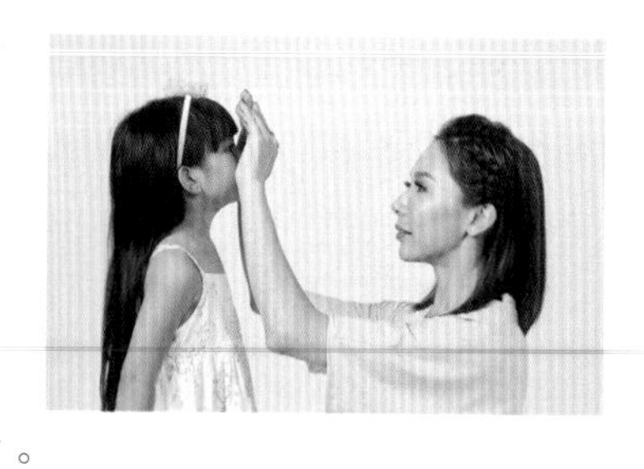

眼睛是靈魂之窗，若有近視、角膜炎、針眼的症狀，都可以試試看用這組配方舒緩。可以拿乳香精油熏眼，乳香精油可幫助細胞再生，還能修護身體機能。我們將乳香滴在掌心搓熱後，手掌拱起呈杯狀蓋住眼睛，讓眼睛和掌心之間有空間，眼睛一張一閉薰香約5分鐘，達到熏眼效果，一天可進行4～5次即可。

如果針眼長在眼皮外面，沒有離眼球很近的情況下（以0.5公分為限），我會將乳香製成油膏塗抹於針眼處，一天塗3次，早中晚各一次，很快就好了（請參考P.107）。

配方（濃度2%）

乳香 ······························ 2滴
甜杏仁油 ·························· 5ml

TIPS 甜杏仁油適合各種膚質且容易被肌膚吸收，對皮膚乾燥、發炎或癢有改善效果。

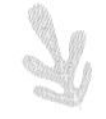

分齡使用

分齡稀釋	6個月以下➡0.5%	7個月～1歲➡1%	2歲以上➡2%以上

※可先嘗試基本濃度稀釋，如果擦了2次發現沒有改善，則每次以0.5%加強濃度，並觀察孩子的狀況是否改善。

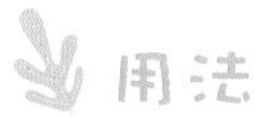

用法

1 **熏眼**：滴1滴乳香精油於掌心後搓熱，即可熏眼。
2 **塗抹**：直接混合塗抹或製作成油膏（製作油膏的方法請參考P.122），塗抹於針眼處（若針眼患處離眼球太近，低於0.5公分則不適合此方法）。

使用次數 熏眼每3小時一次，每次約5分鐘；塗抹每3小時一次，直到不適處舒緩。

注意事項
- 精油絕對不可直接滴入眼睛。如果眼睛不慎碰到精油，切勿用清水沖洗，請立刻用基底油沖洗眼睛，可以即刻緩解不適感。
- 請確保小孩不會揉眼睛，若為1歲以下寶寶無法自制，請用熏眼方式處理。
- 未經稀釋的精油具刺激性，不可直接塗抹皮膚。
- 身體有任何不適，請先讓醫生確診狀況。

身體問題⑭ 腸病毒

我的等等之前曾得過腸病毒，嘴巴有幾顆水泡，我用下面的配方噴在她的口腔還有擦拭全身，每2小時一次，口腔部分在第二天後就可以正常進食。另外再以茶樹、羅文莎葉、澳洲尤加利精油擴香淨化呼吸道，那時候等等5天後即康復囉！

配方

噴口腔（濃度2%）

苦配巴……1滴
檸檬……1滴
羅文莎葉……1滴
澳洲尤加利……1滴
荷荷芭油……10ml

塗抹（濃度2%）

苦配巴……1滴
檸檬……1滴
澳洲尤加利……1滴
羅文莎葉……1滴
荷荷芭油……10ml

擴香

茶樹……2滴
澳洲尤加利……2滴
羅文莎葉……2滴

TIPS 荷荷芭油親膚性強，消炎效果好，也是非常好的保濕基底油。

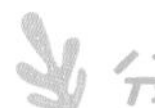

分齡使用

分齡稀釋	6個月以下➡0.5%	7個月～1歲➡1%	2歲以上➡2%以上

※可先嘗試基本濃度稀釋，如果擦了2次發現沒有改善，
則每次以0.5%加強濃度，並觀察孩子的狀況是否改善。

用法

1 **噴口腔**：請先確定為純天然精油，此配方倒入玻璃噴霧罐，搖晃均勻後再噴於口腔。
2 **塗抹**：將此配方倒入玻璃容器，混合拌勻，倒在掌心後為孩子擦拭全身。
3 **擴香**：將配方精油滴入擴香儀，進行擴香；或是滴在掌心，搓熱後蓋在孩子的口鼻嗅吸。

使用次數 噴口腔、塗抹每2小時一次，擴香可隨時。

擴香濃度 視室內空間大小而定。此精油配方適合6坪大空間，需要精油共6滴；若是更大或更小空間，則依此酌量增減精油滴數。

注意事項 未經稀釋的精油不可直接塗抹皮膚。身體有任何不適，請先讓醫生確診狀況。

其他延伸精油

① **百里香**：能殺菌止痛，可與配方中的任一精油替換使用。
② **丁香**：具殺菌止痛的效果，可與配方中的任一精油替換使用。
③ **肉桂皮**：具殺菌的效能，可與配方中的任一精油替換使用。

身體問題⑮

皮膚癢・異位性皮膚炎

有異膚寶寶的爸媽真的很辛苦，無窮無盡的發癢發紅，小孩抓得痛苦不堪，爸媽看了也難過無比，除了要對他們的傷口細心照料外，對於飲食、環境、溫度，也都要很注意！我常遇到有異膚小孩的媽媽，苦惱地來問我該怎麼辦？我都會推薦他們使用這個配方擦在患處，大約每2小時擦一次，很快就可以舒緩。

冬天皮膚更乾燥時，也可以加些保濕性強、不含酒精的乳液做成「油乳」擦拭，加強滋潤。如果擦4~5次沒有改善，就稍微增加濃度使用。此外，也不要忘記留意居家環境的部分，加強空氣濾淨和清除塵滿，保持通風及乾燥，並減少環境過敏原；飲食部分，則避免吃容易過敏的食物，例如海鮮（尤其有帶殼的食材），還有牛奶、蛋、花生等。

配方（濃度2%）

德國洋甘菊	2滴
真正薰衣草	2滴
乳香	2滴
茶樹	2滴
月見草油	20ml

TIPS 月見草油質地清爽，容易被肌膚吸收，具有修復皮膚的作用。

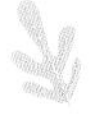

分齡使用

分齡稀釋	6個月以下➡0.5%	7個月～1歲➡1%	2歲以上➡2%以上

※可先嘗試基本濃度稀釋，如果擦了2次發現沒有改善，則每次以0.5%加強濃度，並觀察孩子的狀況是否改善。

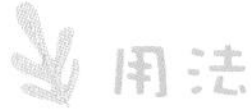

用法

將所有配方倒入玻璃容器，混合拌勻，直接塗抹在患處。

使用次數 每2小時一 次，直到不適舒緩。

注意事項
- 未經稀釋的精油具刺激性，不可直接塗抹皮膚。
- 身體有任何不適，請先讓醫生確診狀況。

其他延伸精油

① **沒藥**：能殺菌止痛，幫助傷口癒合，可與配方中的任一精油替換使用。
② **廣藿香**：具殺菌止痛，幫助傷口癒合，可與配方中的任一精油替換使用。

心理問題 1 注意力渙散

孩子的日常作息與學習環境很容易影響到健康、專注力，所以一定要將身邊環境處理好，比如3C產品、電視、玩具等，爸媽應該將這些會分散注意力的物品移往別處。當孩子寫作業、讀書時，可以用這組精油配方擴香，能使孩子的注意力集中，並且讓浮躁的情緒逐漸穩定下來，也可以讓孩子先坐在椅子，閉眼聞香，從1數到20，慢慢1秒1秒數，切記不要太快喔！透過慢慢讀秒和香氣的薰染，孩子的情緒就會漸漸緩和、變得專注。

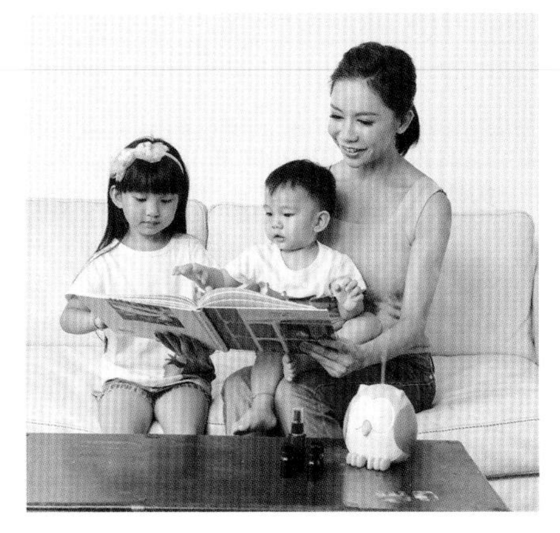

▲ 利用這組配方擴香，提升專注力，可以幫助孩子找到對閱讀、唸書的興趣與效率。

配方

乳香 ………………………… 1滴
北非雪松 …………………… 1滴
蠟菊 ………………………… 1滴
岩蘭草 ……………………… 1滴

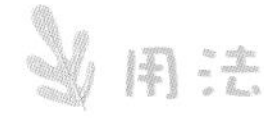

用法

將配方精油滴入擴香儀，進行擴香；或是滴在掌心，搓熱後蓋在孩子的口鼻嗅吸。

使用次數 無限定次數。

擴香濃度 視室內空間大小而定。此精油配方適合4坪大空間，需要精油共4滴；若是更大或更小空間，則依此酌量增減精油滴數。

注意事項 請注意「擴香濃度」所指示精油用量，若空間小卻使用太多滴精油，反而浪費而且效果不佳。

其他延伸精油

大樹類精油（檜木、雲杉、松柏樹等）：可安定情緒，從中挑一種精油1滴加入配方。

心理問題2 心浮氣躁・精神亢奮

小朋友還不太懂得如何控制自己的情緒，有時候哭鬧個不停，可能是因為想睡覺、想要什麼東西沒拿到，或是根本沒有原因的無理取鬧，常常讓爸媽氣得跳腳。這時候，芳療是很好的輔助方式，可以讓孩子嗅吸使心情穩定的精油，木質類也可以，但我偏好用小孩比較喜歡的柑橘類精油，比如檸檬、甜橙、葡萄柚、苦橙葉、佛手柑等都適合，一邊讓孩子嗅吸，一邊從正面抱抱孩子，輕輕撫摸他的頭或後背，幫助孩子撫平激動的情緒、慢慢安靜下來。

配方

北非雪松 ･･････････････････････････ 2滴
甜橙 ･････････････････････････････ 2滴
苦橙葉 ････････････････････････････ 2滴

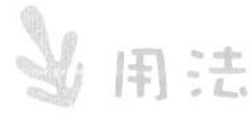

將配方精油滴入擴香儀，進行擴香；或是滴在掌心，搓熱後蓋在孩子的口鼻嗅吸。

使用次數 無限定次數。

擴香濃度 視室內空間大小而定。此精油配方適合6坪大空間，需要精油共6滴；若是更大或更小空間，則依此酌量增減精油滴數。

注意事項 請注意「擴香濃度」所指示精油用量，若空間小卻使用太多滴精油，則會形成浪費與不佳效果。

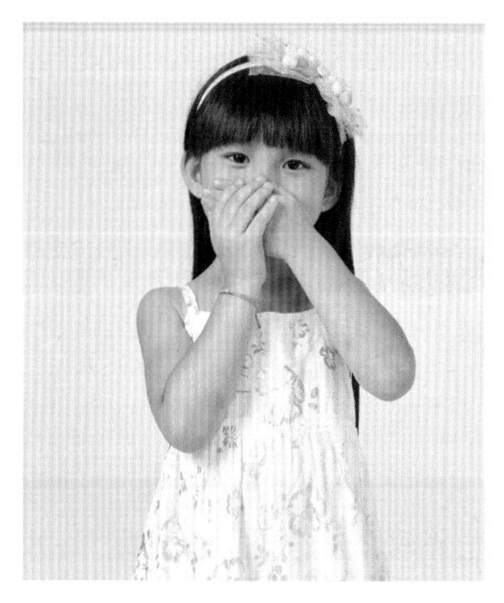

▲ 我從小就常常讓孩子使用嗅吸法，現在等等比較大了，遇到問題時也懂得自己摀鼻子嗅吸了。

其他延伸精油

花類精油（玫瑰、茉莉、橙花、真正薰衣草、羅馬洋甘菊、天竺葵等）：能讓心情產生幸福感，抱著幸福感入睡也是很棒的，從中挑一種精油1滴加入配方。

心理問題3 睡眠品質差

如果孩子在白天的活動太多，容易導致腦波活動太旺盛，到了夜晚就無法好好睡，這時候我會用這組配方（不含甜杏仁油）滴入擴香儀，進行擴香，或是滴在枕頭上。擴香時，適合開著昏暗小燈或是不開燈，或是搭配甜杏仁油稀釋後為孩子輕輕按摩全身，讓孩子的身體肌肉徹底放鬆，就能睡得更安穩，並且有個好夢喔！

配方（濃度2%）

佛手柑	1滴
檸檬	1滴
苦橙葉	1滴
岩蘭草	1滴
甜杏仁油	10ml

TIPS 甜杏仁油被肌膚吸收的速度較慢，搭配精油調配後擦在身體，香味能更為持久，孩子聞著這些味道也能好眠。

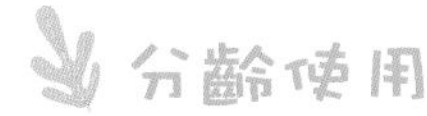

分齡使用

分齡稀釋	6個月以下➡0.5%	7個月～1歲➡1%	2歲以上➡2%以上

※可先嘗試基本濃度稀釋，如果擦了2次發現沒有改善，則每次以0.5%加強濃度，並觀察孩子的狀況是否改善。

用法

1. **塗抹**：將所有配方倒入玻璃容器，混合拌勻，直接抹在孩子的全身。
2. **擴香**：將甜杏仁油以外的配方精油滴入擴香儀，進行擴香；或是滴在掌心，搓熱後蓋在孩子的口鼻嗅吸。

使用次數 塗抹、擴香都可以在睡前半小時進行。

擴香濃度 視室內空間大小而定。此精油配方適合4坪大空間，需要精油共4滴；若是更大或更小空間，則依此酌量增減精油滴數。

注意事項
- 請注意「擴香濃度」所指示精油用量，若空間小卻使用太多滴精油，反而浪費而且效果不佳。
- 未經稀釋的精油具刺激性，不可直接塗抹皮膚。

其他延伸精油

柑橘類精油（檸檬、葡萄柚）：可淨化心靈，從中挑一種精油1滴加入配方。

心理問題④ 情緒低落

雖然說孩子純真無邪，感覺無憂無慮，但有時候也是會遇到讓他們心情低落的事情，譬如考試考不好、同學不跟他玩、與朋友爭搶玩具等，像這種時候，我會拿香桃木、絲柏、澳洲尤加利滴入擴香儀擴香，或是滴在掌心，搓熱後輕輕摀住孩子的口鼻讓他們嗅吸，同樣有效果。

這幾款精油的香氣具有穩定孩子的情緒、讓他們充滿正能量的功效。只要能夠保持正向的思考，就能夠使低落的心情逐漸好轉，也可以幫助孩子練習換個角度思考、調整情緒。

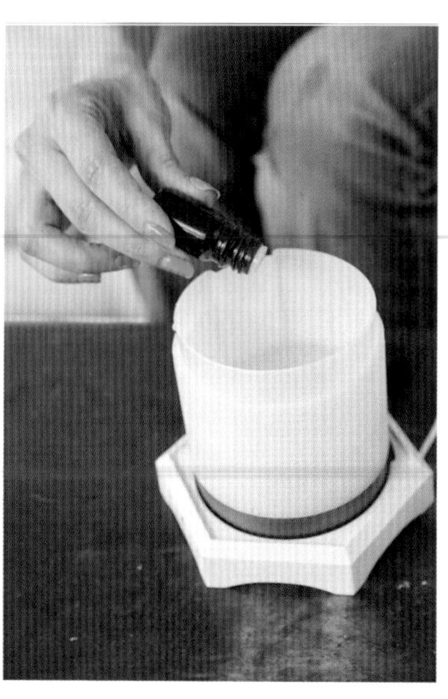

▲ 擴香可以在自然而然的狀態下，幫助孩子調整當下需要的能量。

配方

香桃木 ………………………… 2滴
絲柏 ………………………… 2滴
澳洲尤加利 ………………………… 2滴

用法

將配方精油滴入擴香儀，進行擴香；或是滴在掌心，搓熱後蓋在孩子的口鼻嗅吸。

使用次數 無限定次數。

擴香濃度 視室內空間大小而定。此精油配方適合6坪大空間，需要精油共6滴；若是更大或更小空間，則依此酌量增減精油滴數。

注意事項 請注意「擴香濃度」所指示精油用量，若空間小卻使用太多滴精油，反而浪費而且效果不佳。

其他延伸精油

大樹類精油（檜木、松柏樹、雲杉等）：能讓孩子心情平穩，具正能量，從中挑一種精油1滴加入配方。

心理問題⑤ 沒精神

孩子精神狀況差，有可能是想睡覺或是對當下的事物、景象不感興趣，尤其是在唸書、寫作業的時候，常常無精打采、昏昏欲睡。身為爸媽的我們，沒辦法幫孩子完成該做的事，卻可以透過芳療來成為他們的小小助力。

這時候我會以提神的精油進行擴香，薄荷、乳香、澳洲尤加利的氣味，都可以帶來充沛的活動和精神，不僅有醒腦的效果，還能提升孩子的體力和專注力，讓孩子在最佳狀態下學習，達到理想的表現。

配方

薄荷 ······························ 2滴
乳香 ······························ 2滴
澳洲尤加利 ························ 2滴

用法

將配方精油滴入擴香儀，進行擴香；或是滴在掌心，搓熱後蓋在孩子的口鼻嗅吸。

使用次數 無限定次數。

擴香濃度 視室內空間大小而定。此精油配方適合6坪大空間，需要精油共6滴；若是更大或更小空間，則依此酌量增減精油滴數。

注意事項 請注意「擴香濃度」所指示精油用量，若空間小卻使用太多滴精油，反而浪費而且效果不佳。

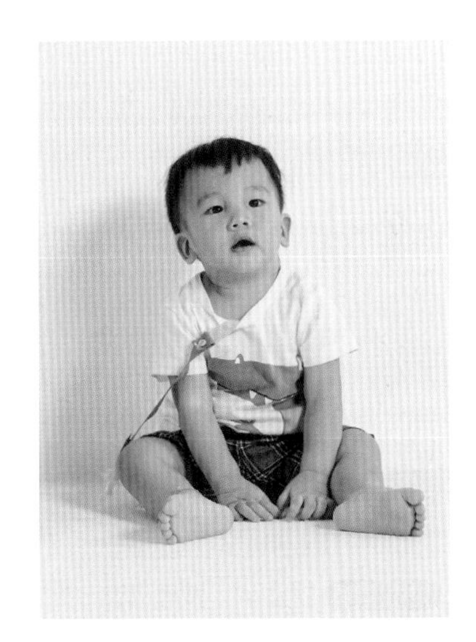

▲ 就算是很小的小小孩，也是會有精神不佳的時候，可以善用精油輔助，幫助他們提神。

其他延伸精油

黑胡椒：能振奮精神、保持頭腦清晰，可與配方中的任一精油替換使用。

心理問題6 容易忘東忘西

如果小朋友常常忘記帶東西、寫作業，可以用這組配方來幫助他們增強記憶力（這組配方不管大人小孩都很適合，尤其年歲漸長的我也很需要），可以將香蜂草、真正薰衣草、迷迭香、薄荷精油滴入擴香儀，進行擴香來活化大腦、幫助大腦記憶。迷迭香精油在提升記憶力上的表現卓越，據說可以提升高達75%的記憶力，有相關研究報告指出，迷迭香內的桉油醇（1.8-cineole）可以促進多巴胺的釋放，促進腦部的新陳代謝，並增強記憶力。

配方

精油	用量	精油	用量
香蜂草	1滴	迷迭香	1滴
真正薰衣草	1滴	薄荷	1滴

TIPS 迷迭香不適合給小朋友塗抹，所以沒有列在本書介紹的精油中。但在提升記憶力上，迷迭香精油的效果最好，可以用嗅吸或擴香的方式使用。

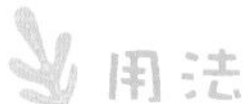

用法

將配方精油滴入擴香儀，進行擴香；或是滴在掌心，搓熱後蓋在孩子的口鼻嗅吸。

使用次數 無限定次數，不宜在睡前使用，以免難以入睡。

擴香濃度 視室內空間大小而定。此精油配方適合4坪大空間，需要精油共4滴；若是更大或更小空間，則依此酌量增減精油滴數。

注意事項
- 請注意「擴香濃度」所指示精油用量，若空間小卻使用太多滴精油，反而浪費而且效果不佳。
- 迷迭香精油不能直接塗抹在孩子身上，但可以用在擴香或嗅吸。

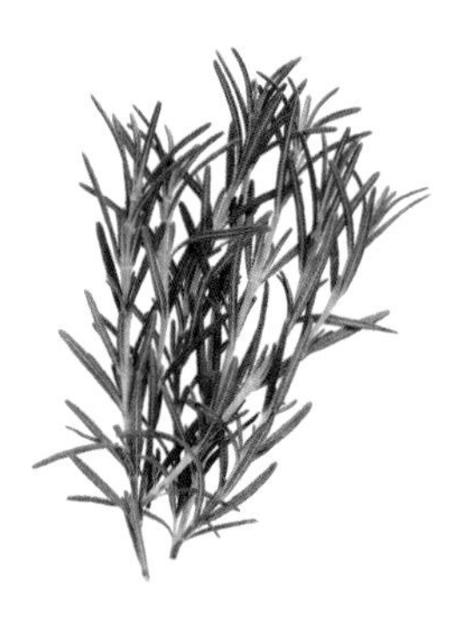

▲ 迷迭香精油應避免接觸孩童肌膚。

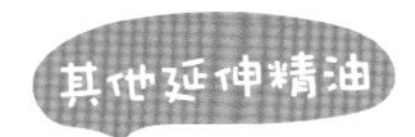

其他延伸精油

乳香：能讓頭腦快速釐清思緒、增加記憶力，可與配方中的任一精油替換使用。

心理問題⑦ 憤怒

小孩難免情緒不好，可能是睡不飽，或是在學校與人發生爭執因而憤怒，而且因為還無法妥善控管情緒的關係，常常一生氣就沒辦法平息。這個時候，身為父母的我們，可以透過精油給予孩子幫助。

我會在發現孩子情緒開始失控的時候，用佛手柑、乳香、真正薰衣草、甜橙、檸檬、苦橙葉滴入擴香儀擴香，藉由擴散這些精油的香氣，撫平孩子心中的情緒，等孩子慢慢平靜下來後，再與孩子坐下來好好探討事情緣由，會事半功倍喔！

配方

佛手柑 ································ 1滴
乳香 ································ 1滴
真正薰衣草 ································ 1滴
甜橙 ································ 1滴
檸檬 ································ 1滴
苦橙葉 ································ 1滴

用法

使用上列所有精油，也可使用一種精油進行擴香，只要記得滴數不需要太多，避免因味道太強烈而影響孩子睡眠。將精油滴入擴香儀，進行擴香；或是滴在掌心，搓熱後蓋在孩子的口鼻嗅吸。

使用次數 感覺到孩子處於憤怒的情緒時即可使用。

擴香濃度 視室內空間大小而定。此精油配方適合6坪大空間，需要精油共6滴；若是更大或更小空間，則依此酌量增減精油滴數。

注意事項 請注意「擴香濃度」所指示精油用量，若空間小卻使用太多滴精油，反而浪費而且效果不佳。

其他延伸精油

大樹類精油（檜木、松柏樹、雲杉等）：能讓憤怒的心情逐漸平靜，從中挑一種精油1滴加入配方。

心理問題⑧ 沒有安全感

有些小孩比較怕生，一到陌生環境就會緊張、害怕、恐懼、沒有安全感，這個配方有助於增加孩子的安全感，也可以塗抹在脊椎骨尾端（七大脈輪中的海底輪，代表著生存能量、安全感、全體的根本）強大勇氣，這樣做除了讓孩子感覺到安心之外，還能穩定他們的情緒。若是孩子出門有戴口罩習慣，可以將此組精油噴於口罩外面；如果不愛戴口罩，那就滴在手帕上，再用別針別在胸前就可以了。

配方（濃度2%）

北非雪松	1滴	乳香	1滴
檸檬	1滴	甜杏仁油	10ml
蠟菊	1滴		

TIPS 甜杏仁油質地清爽、溫和不刺激，非常適合嬰幼兒使用，與精油調配後很容易被皮膚吸收。

分齡使用

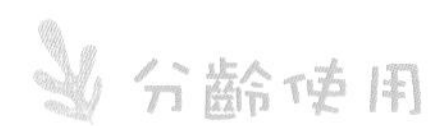

6個月以下➡0.5%　7個月～1歲➡1%　2歲以上➡2%以上

※可先嘗試基本濃度稀釋，如果擦了2次發現沒有改善，
則每次以0.5%加強濃度，並觀察孩子的狀況是否改善。

用法

1 **塗抹**：將所有配方倒入滾珠玻璃瓶中混合，可塗抹於孩子的耳後和手腕內側。

2 **擴香**：將配方精油（不含基底油）滴入擴香儀，進行擴香；或是滴在掌心，搓熱後蓋在孩子的口鼻嗅吸；也可以滴在口罩外面或手帕上嗅吸。

使用次數 無限定次數，塗抹每2小時一次。

擴香濃度 視室內空間大小而定。此精油配方適合4坪大空間，需要精油共4滴；若是更大或更小空間，則依此酌量增減精油滴數。

注意事項
- 請注意「擴香濃度」所指示精油用量，若空間小卻使用太多滴精油，反而浪費而且效果不佳。
- 未經稀釋的精油具刺激性，不可直接塗抹皮膚。

其他延伸精油

① **大樹類精油（檜木、松柏樹、雲杉等）**：能讓孩子有安全感、不恐懼，從中挑一種精油1滴加入配方。

心理問題 9 過動・靜不下來

曾經遇到一位過動症小孩，他無時無刻都處於好動狀態，當下我在他的右手拇指、右耳尖和右腳大拇指塗抹岩蘭草和北非雪松精油，並讓他嗅吸，過沒多久看到他的情緒舒緩且穩定不少。由於北非雪松和岩蘭草能刺激大腦，因而釋放褪黑激素的松果體，達到鎮定情緒的效果。

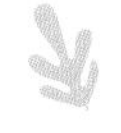

配方（濃度2%）

北非雪松……2滴
岩蘭草……2滴
葡萄籽油……10ml

TIPS 葡萄籽油溫和低刺激，可以經由皮膚吸收，進入血液循環而快速使亢奮的精神穩定。

分齡使用

分齡稀釋	6個月以下➡0.5%	7個月～1歲➡1%	2歲以上➡2%以上

※可先嘗試基本濃度稀釋，如果擦了2次發現沒有改善，
則每次以0.5%加強濃度，並觀察孩子的狀況是否改善。

用法

1 **塗抹**：將所有配方倒入滾珠玻璃瓶中混合拌勻，塗抹於孩子的手腕內側、太陽穴、耳後。
2 **擴香**：將配方精油（不含基底油）滴入擴香儀，進行擴香；或是滴在掌心，搓熱後蓋在孩子的口鼻嗅吸。

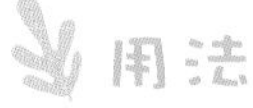

使用次數 無限定次數，塗抹每2小時一次。

擴香濃度 視室內空間大小而定。此精油配方適合4坪大空間，需要精油共4滴；若是更大或更小空間，則依此酌量增減精油滴數。

注意事項
- 請注意「擴香濃度」所指示精油用量，若空間小卻使用太多滴精油，反而浪費而且效果不佳。
- 未經稀釋的精油具刺激性，不可直接塗抹皮膚。

其他延伸精油

① **真正薰衣草**：能讓浮躁情緒穩定下來，可與配方中的任一精油替換使用。
② **黑雲杉**：沉靜的氣味也可安定心神，可與配方中的任一精油替換使用。

心理問題⑩ 壓力大

孩子最大的壓力莫過於學業與同學間的互動，在這個時候可以擴香，也可以將佛手柑、胡蘿蔔籽、北非雪松、甜橙滴在掌心後搓熱，請孩子閉上眼睛嗅吸3～5次，讓精油的香氣由鼻腔吸入後進大腦，透過嗅吸使孩子的壓力逐漸下降，再度充滿希望面對眼前的事物。

配方

佛手柑 ········ 2滴
胡蘿蔔籽 ········ 2滴
北非雪松 ········ 1滴
甜橙 ········ 1滴

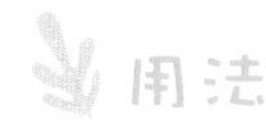

用法

使用上列所有精油，也可使用一種精油進行擴香，只要記得滴數不需要太多，如此反而會因為到太強烈而影響孩子睡眠。將精油滴入擴香儀，進行擴香；或是滴在掌心，搓熱後蓋在孩子的口鼻嗅吸。

使用次數 壓力大的時後可以使用。

擴香濃度 視室內空間大小而定。此精油配方適合6坪大空間，需要精油共6滴；若是更大或更小空間，則依此酌量增減精油滴數。

注意事項 請注意「擴香濃度」所指示精油用量，若空間小卻使用太多滴精油，反而浪費而且效果不佳。

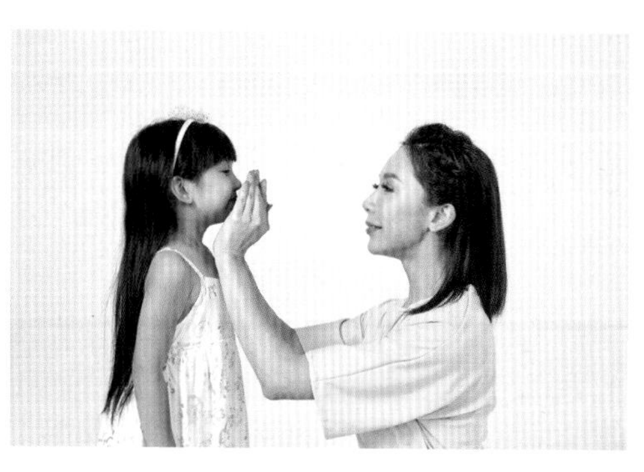

▲ 幫助孩子嗅吸的互動過程，也有助於培養親子之間的親密感，緩和孩子緊繃的情緒。

其他延伸精油

① **岩玫瑰**：能舒緩壓力和焦慮，可與配方中的胡蘿蔔籽精油替換使用。

心理問題⑪ 增添幸福感

這組配方很適合用在家中，為家人帶來幸福的氛圍。我經常在全家人吃飯、團聚的時候，擴香這幾瓶精油。透過真正薰衣草、甜橙、檸檬，能夠為居家空間帶來宜人的舒服清香，另一方面，也可以讓家人心中產生滿足感、愉快用餐，並且好好珍惜此刻，對我來說，沒有比擁有美滿的家庭更快樂的事了！

配方

真正薰衣草 ························ 2滴
甜橙 ························ 2滴
檸檬 ························ 2滴

用法

使用上列所有精油，也可使用一種精油進行擴香，只要記得滴數不需要太多，如此反而會因為到太強烈而影響孩子睡眠睡。將精油滴入擴香儀，進行擴香；或是滴在掌心，搓熱後蓋在孩子的口鼻嗅吸。

使用次數 無限制次數。

擴香濃度 視室內空間大小而定。此精油配方適合6坪大空間，需要精油共6滴；若是更大或更小空間，則依此酌量增減精油滴數。

注意事項 請注意「擴香濃度」所指示精油用量，若空間小卻使用太多滴精油，反而浪費而且效果不佳。

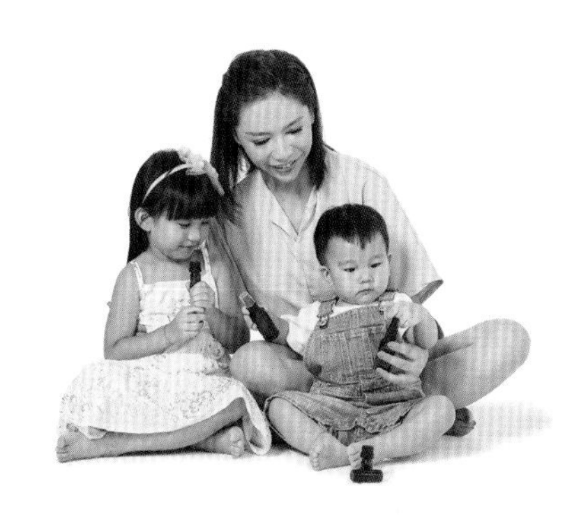

▲ 透過增加幸福感的香氣，可以讓家人間的感情更為親密。

其他延伸精油

① 花類精油（玫瑰、茉莉、橙花等）：有助於產生幸福感，從中挑一種精油1滴加入配方。

心理問題⑫ 缺乏熱情與活力

孩子偶爾會對一些事物不感興趣，甚至默不關心身邊的一切，此刻可以拿北非雪松、真正薰衣草、甜橙精油滴入擴香儀擴香，或是稀釋後擦在孩子的臍輪（七大脈輪中的第二脈輪，代表著生命力、感官快樂），讓孩子的心中充滿熱情與活力。擴香同時，大人可以變成孩子的好朋友，一起說著心事，甚至一起做夢也是很棒！

配方（濃度2%）

乳香	1滴	甜橙	2滴
真正薰衣草	1滴	小麥胚芽油	10ml

TIPS 小麥胚芽油的氣味就像到了小麥田般芬芳，在小麥田裡開心奔跑，也能激發孩子的熱情與活力。

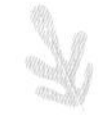

分齡使用

分齡稀釋	6個月以下➡0.5%	7個月～1歲➡1%	2歲以上➡2%以上

※可先嘗試基本濃度稀釋，如果擦了2次發現沒有改善，
則每次以0.5%加強濃度，並觀察孩子的狀況是否改善。

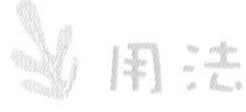

用法

1 **塗抹：**將所有配方倒入玻璃容器，混合拌勻，塗抹於孩子的臍輪（七大脈輪中的第二脈輪，代表著生命力、創造力和感官快樂）。

2 **擴香：**將配方精油（不含基底油）滴入擴香儀，進行擴香；或是滴在掌心，搓熱後蓋在孩子的口鼻嗅吸。

使用次數 需要增加熱情與活力即可使用。

擴香濃度 視室內空間大小而定。此精油配方適合4坪大空間，需要精油共4滴；若是更大或更小空間，則依此酌量增減精油滴數。

注意事項
- 請注意「擴香濃度」所指示精油用量，若空間小卻使用太多滴精油，反而浪費而且效果不佳。
- 未經稀釋的精油具刺激性，不可直接塗抹皮膚。

其他延伸精油

① **伊蘭：**伊蘭為花中之王，有助於產生活力和熱情，可與配方中的薰衣草精油替換使用。

心理問題⑬ 起床氣

早上起床那一刻，孩子難免賴床或是有起床氣，如果我們也用生氣喊叫、怒罵的方式回應，反而會影響孩子和我們自己一整天的情緒，甚至拉低孩子的學習效率。像這種時候，我建議大家使用這組配方擴香，絲柏、乳香、香桃木、薄荷，它們清爽的氣味具有提神和穩定心緒的效果，能讓孩子的貪睡意念一掃而空，並舒緩剛起床時的壞脾氣，也很適合在下午昏昏欲睡時使用喔。

配方

絲柏……2滴
乳香……2滴
香桃木……1滴
薄荷……1滴

用法

使用上列所有精油，也可使用一種精油進行擴香，只要記得滴數不需要太多，如此反而會因為到太強烈而影響孩子睡眠。將精油滴入擴香儀，進行擴香；或是滴在掌心，搓熱後蓋在孩子的口鼻嗅吸。

使用次數 一早起床，或下午精神低迷的時候使用。

擴香濃度 視室內空間大小而定。此精油配方適合6坪大空間，需要精油共6滴；若是更大或更小空間，則依此酌量增減精油滴數。

注意事項 請注意「擴香濃度」所指示精油用量，若空間小卻使用太多滴精油，反而浪費而且效果不佳。

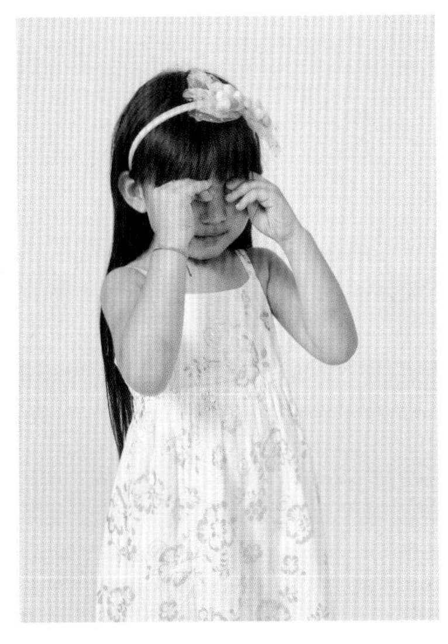

▲ 遇到小朋友起床心情不好時，可以用提神的精油為他們帶來活力、幫助他們甦醒。

其他延伸精油

① **迷迭香**：嗅吸迷迭香精油有助於提升精神並舒緩焦慮，可與配方中的任一精油替換使用。

心理問題⑭ 缺乏靈感

在面對美術、勞作、作文等需要靈感的作業時，有些孩子常常露出空洞的表情。這個時候，我會用乳香、薄荷精油擴香，或是稀釋後擦在孩子的喉輪（七大脈輪中的第五脈輪，代表著溝通、靈感、人際關係、表達真實自我）。神聖的乳香精油具有修護心靈、提升創意的功效，加上薄荷的清香讓孩子的大腦活絡，有助於幫孩子啟動豐富無限的想像力。

配方（濃度2%）

乳香 …………………………… 2滴
薄荷 …………………………… 2滴
小麥胚芽油 ……………………… 10ml

TIPS 小麥胚芽油保濕滋潤性強，孩子聞到小麥味道也能活化腦部，帶來更多靈感與創意。

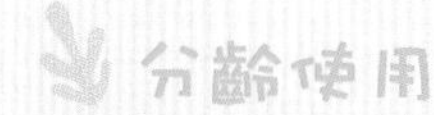

分齡稀釋	6個月以下➡0.5%	7個月～1歲➡1%	2歲以上➡2%以上

※可先嘗試基本濃度稀釋，如果擦了2次發現沒有改善，
則每次以0.5%加強濃度，並觀察孩子的狀況是否改善。

用法

1 **塗抹**：將所有配方倒入玻璃容器，混合拌勻，塗抹於耳後、太陽穴。
2 **擴香**：將配方精油（不含基底油）滴入擴香儀，進行擴香；或是滴在掌心，搓熱後蓋在孩子的口鼻嗅吸。

使用次數 缺乏靈感時即可使用。

擴香濃度 視室內空間大小而定。此精油配方適合4坪大空間，需要精油共4滴；若是更大或更小空間，則依此酌量增減精油滴數。

注意事項
- 請注意「擴香濃度」所指示精油用量，若空間小卻使用太多滴精油，則會形成浪費與不佳效果。
- 未經稀釋的精油具刺激性，不可直接塗抹皮膚。

其他延伸精油

① 葡萄柚：有激勵人心、提神醒腦的效果，可與配方中的任一精油替換使用。

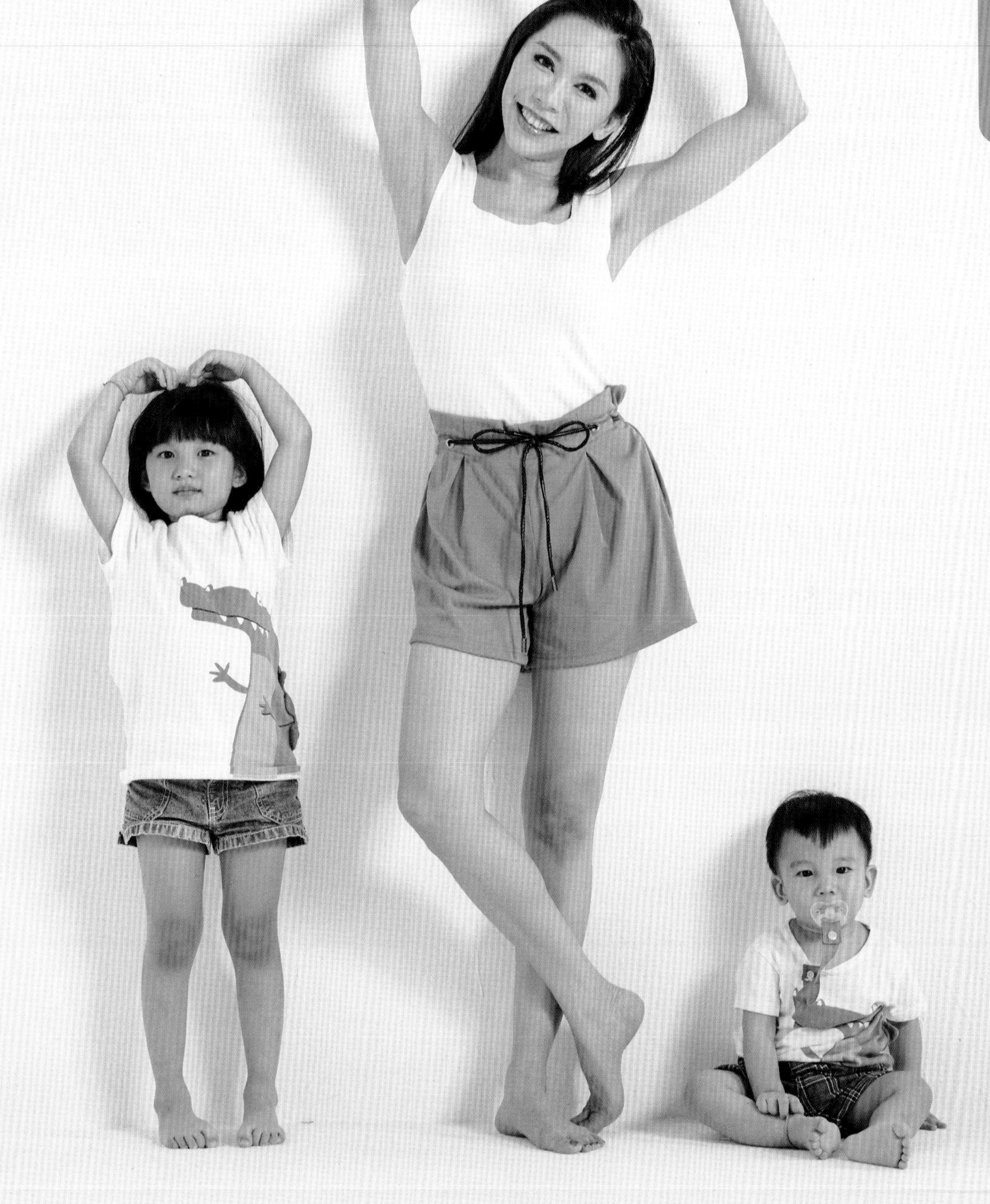

兒童芳療的真實案例

小朋友身體有小狀況時，很多爸媽沒有警覺心，都是等到症狀變嚴重了，才緊張得像熱鍋上的螞蟻，匆忙到醫院就診。但其實有很多問題，如果可以在平時透過精油芳療達到保健與改善，都可以降低惡化的可能性。

在這邊也跟大家分享幾個我自身或其他家長向我諮詢後，幫孩子實際使用芳療的經驗，透過對症精油的舒緩，讓孩子們在長大的過程中，能夠更加平安健康！

案例1. 腸絞痛（3個月・男孩）

我的兒子夏夏在3個月大的時候，因為腸胃尚未發育完全，那陣子經常出現脹氣、腸絞痛的問題，有時候半夜睡不好，起來哇哇大哭，讓我和老公整晚都沒辦法好好休息。

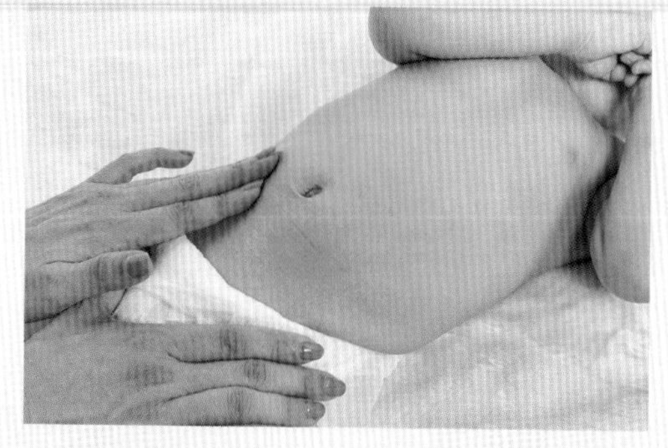

▲ 夏夏常有腸胃不適，我會以順時鐘方式繞著肚臍按摩兒子的肚子。

在精油中，有許多可以針對腸胃功能舒緩不適的選擇，其中我最常使用的是薑、茴香、柑橘精油，這些都屬於比較溫和、對小朋友不會太刺激的精油，也具促進腸胃健康、幫助消化的作用。因為夏夏當時未滿6個月，濃度必須比一般孩童更低，於是我選擇2～3款可以紓解腸胃不適的精油，先以基底油稀釋成0.25%（大約是25ml基底油加1滴精油），接著用順時鐘的方式繞著肚臍按摩肚子，過沒多久夏夏就會開始放屁，腸絞痛的狀況也較為舒緩。

後來我每天為夏夏按摩一陣子後，發生腸絞痛的次數逐漸減少，排氣和排便也順暢許多，到現在1歲半，幾乎很少再出現類似的問題。

案例2. 濕疹（1歲4個月・男孩）

我經常遇到家長來詢問，應該如何使用精油處理濕疹問題？

小朋友的濕疹真的非常棘手，尤其是悶熱潮濕的夏天，一流汗就開始泛紅、搔癢，甚至抓到破皮流血。我遇到的這位孩子也是，因為年紀還小，白嫩的肌膚因為溼疹問題抓得傷痕累累、又癢又痛，導致整天哭不停，當我看到時感到好心疼又難過，於是趕緊告訴小男孩的媽媽應該如何改善。

在使用精油之前，我會先詢問孩子的生長環境、飲食習慣，因為除了需要依照年齡調整精油濃度外，治標也得治本。如果孩子長期處於容易引發濕疹的環境，例如：房間濕氣太高、灰塵多，或是常吃某種容易過敏的食物，長期如此，即使暫時用精油得到舒緩，但過不久也很容易復發。

當確認環境細節後，就可以使用德國洋甘菊、真正薰衣草、檸檬、薄荷、乳香精油，選幾款輪流搭配，稀釋成適當比例後每天塗抹，或可參考屁屁疹膏（P.122）。這位媽媽聽從我的建議後回家試試，過幾天就傳訊息跟我說：「小孩的濕疹好轉很多！」，我最喜歡看到這樣的訊息，真心替這些長期為孩子肌膚問題苦惱的父母感到開心。

案例3. 消除針眼（1歲7個月・女孩）

這個案例是發生在我的大女兒等等身上。等等1歲7個月的時候，某天眼睛上突然長了一個小小的腫包。我剛開始不以為意，沒想到腫包越長越大，最後大到眼睛像被打了一拳！趕緊帶她去給醫生檢查後，發現那是一顆很大，而且已經定型的針眼。更可怕的是，因為等等年紀太小，只能選擇全身麻醉動手術處

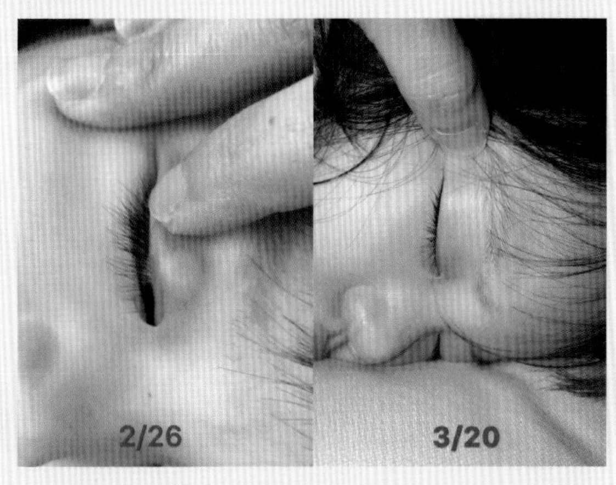

▲ 女兒長針眼後，塗了稀釋後的乳香精油獲得改善，使用前（左圖）後（右圖）。

理，或是等她5歲之後再開刀……等等還這麼小的年紀，我怎麼忍心讓她進行全麻手術？但如果不開刀，難道女兒要這樣帶著腫包的眼睛直到5歲嗎？我好糾結、好無助、好難過！

於是，我轉而從芳療下手，嘗試有可能舒緩針眼的精油。我用對眼疾很好的「乳香」精油，稀釋到1%後早中晚各一次塗抹於孩子的患處（小心不能讓精油滲入眼睛），大約將近一個月的時間，針眼真的逐漸好轉，甚至痊癒了。

在這之後，為了避免等等的針眼復發，我還是經常在睡前滴一滴乳香精油在手心，搓熱後幫等等燻眼（手掌與眼睛需有空間，請她張開雙眼來熏眼），現在等等快5歲了，目前一次都沒復發過。

案例4. 感冒流鼻水（2歲・女孩）

我有一位朋友的女兒經常感冒，每次感冒就會流鼻水，嚴重的時候還會因為鼻水倒流而咳嗽、睡不著，不僅孩子不舒服，全家人也跟著無法好好睡覺。

後來我請她在白天嘗試用香桃木、尤加利、真正薰衣草、絲柏、黑雲杉精油輪流擴香，可以緩解呼吸道的不適，並在睡覺時擴香雪松精油，能減少鼻涕分泌物產生。我的孩子在生病時，也是以同樣的方式舒緩感冒流鼻水的症狀。

朋友回去照著我的方法做，發現女兒的症狀改善不少，雖然無法立即止住大量鼻水，但至少晚上可以好好睡覺，後來持續維持幾天後就大幅好轉。

案例5. 蚊蟲叮咬（3歲・女孩）

女兒等等的皮膚非常敏感，只要被蚊蟲叮咬，皮膚就會出現紅腫，甚至變成台語說的「丁啊」，不但嚴重發炎，一腫就是好幾個星期，有時還會抓到都是傷口。

為了避免這樣的情形，平常我會做防蚊噴霧（P.136）備著隨時可用，也會讓女兒隨身帶著蚊蟲叮咬膏（P.123），一旦發現被叮咬趕快擦油膏，紅腫和搔癢就能消得比較快，也不必擔心小朋友忍不住一直抓皮膚。

在家裡的時候，我也會使用真正薰衣草、檸檬、薄荷、德國洋甘菊精油，稀釋成1%後，為她塗在蚊子叮咬的部位，每一小時擦一次，果然很快就能止癢且紅腫處逐漸消失。

案例6. 過動症（7歲・男孩）

有一次在家長聚會中，我發現其中一個孩子的狀態有些特別，不停動來動去，而且多話一直說不停，即使媽媽要求他安靜或坐好也依然一樣。於是我和男孩的媽媽聊聊後，才發現原來他被醫生診斷出有過動症的問題，現在已經升上小學一年級，但孩子的狀況很難適應一般的教育體系。

由於岩蘭草、北非雪松精油都具安撫作用，可以鎮定心神不寧的情緒，我建議這位媽媽回家後用這兩種精油稀釋成2%，每天數次，為孩子塗抹在比較容易吸收的太陽穴、頸部、耳後、心臟、手腕部位，可獲得改善。當症狀比較嚴重時，每2～3小時就塗抹一次，持續使用過了幾個月，這位媽媽特地來找我，跟我說他孩子的過動狀況改善許多，真的很替她及男孩感到開心。

案例7. 撞傷擦傷（1歲・男孩）

我的大女兒等等是個文靜的小孩，但兒子夏夏卻完全不是這麼一回事。再怎麼盯著他，只要一閃神，他就不知道鑽到哪裡去，玩到跌倒撞到更是常有的事。就像前幾個月，他本來在旁邊玩得好好的，突然傳來驚天動地的哭聲，我嚇一跳，原來是他一直去煩正在看書的姊姊，不小心被姊姊推出去撞到頭。當下我沒有太在意，沒想到過沒多久，他走一走又突然撞到，「扣！」好大一聲，整個人正面朝下往前倒，本來已經微微泛紅的額頭，立刻變得紅咚咚。

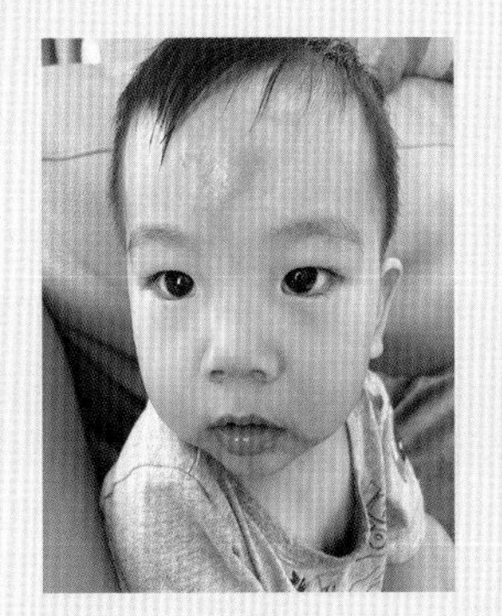

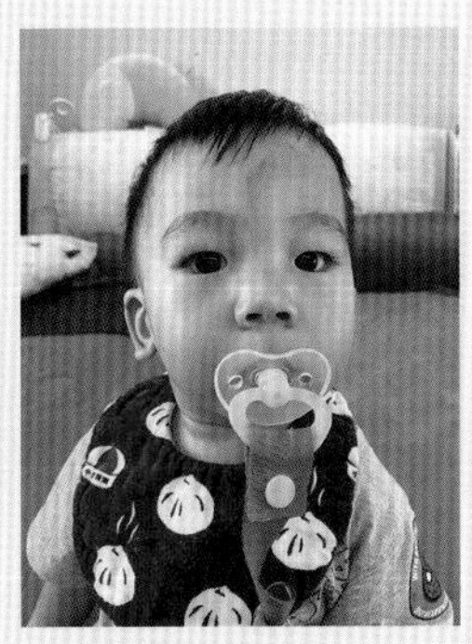

▲ 兒子撞到頭後，抹了數天藥膏的修復前（左圖）後（右圖）。

我趕緊趁傷口還沒腫起來，使用有止痛、消炎、消腫功效的薰衣草、茶樹、蠟菊，以基底油稀釋到5%後擦在他撞到的傷口上，2個小時擦一次，大概不到半天，本來紅紅的地方開始腫了起來，然後再過個幾天，就漸漸消退了，效果非常好。很推薦家裡有小小孩的爸媽，隨時準備幾罐跌倒撞傷的精油放在家裡，也可以參考屁屁疹膏（P.122）的配方，做成消炎油膏備用。

COLUMN 專欄

增進親子關係的互動按摩

透過父母的雙手為孩子按摩，除了讓他們感受溫暖與被愛，更能增加孩子心裡的安全感，對身心發展有更好的幫助。這裡將告訴大家芳療按摩對寶貝有什麼好處，並提供按摩手法與環境氣氛的營造，透過芳療按摩的互動，有助於和孩子增進良好的親密關係喔！

按摩對孩子的好處

胎兒在媽媽的肚子裡的時候，身體被媽媽的肚子緊緊包裹著，寶寶就可以很放心在媽媽的肚子中長大；當寶寶誕生時，身體被包覆的感覺就不見了，他（她）頓時失去安全感，就會經常有神經反射的驚嚇反應（例如：手腳突然抖一下），這時候父母就需要開始為孩子按摩，找回他們的安全感。

促進人際交流勇於表達

根據許多相關研究指出，從嬰兒時開始按摩，持續到兒童時期，透過父母與孩子的眼神交流與身體接觸，按摩當下熟悉彼此的氣味、互相傾聽，不僅可以增進親子互動關係，也會促進孩子長大後的人際關係變得更好、並勇於表達自我與溝通。

歌唱說話提升感官發展

父母為小朋友按摩時，可以邊按摩邊對寶貝哼哼唱唱或說說話，讓他（她）看看你或四周景象，能幫助孩子的觸覺、嗅覺、視覺、聽覺能力之發展。經由按摩後得到放鬆的身體，在夜晚亦能好好入睡，做個甜美的夢。

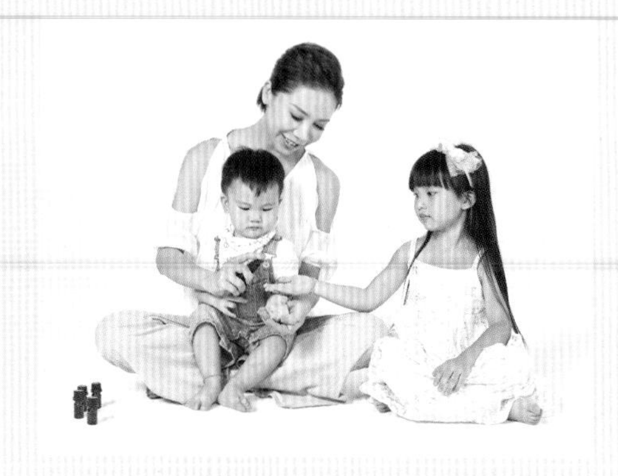

新生兒和嬰幼兒按摩區別

新生兒可以抹些甜杏仁油按摩（6個月以下的嬰兒可先使用植物基底油即可），透過爸媽與孩子肌膚的接觸與熟悉的氣味，除了舒緩不安及緊張情緒外，也能讓親子之間可得到更多互動及心靈上的聯繫。6個月以上嬰幼兒可適度加上精油按摩，精油與基底油（植物油）稀釋比例為1：10，即1滴精油和10ml基底油混合，可挑選溫和的精油，例如：真正薰衣草、乳香等。

平時的保健按摩

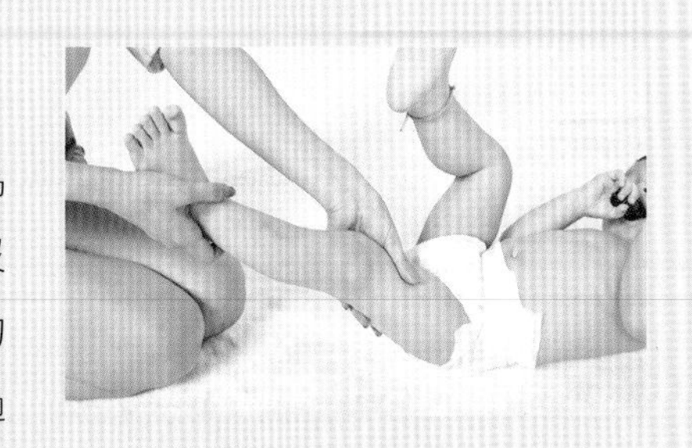

透過大人的雙手為嬰兒按摩的舉動，稱為「被動式按摩」。新生兒剛出生時因為身體還沒有足夠的力量能自主性運動，所以需要父母協助讓孩子有充分的肢體伸展和活動。爸媽可以透過雙手來按摩他（她）的身體，讓肌肉得到被動式運動，被動式的肌肉伸展，有助於寶寶的運動神經系統發育完整。當然，幼兒與學齡兒童也可以依照相同方式按摩。

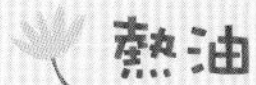

熱油

A 把基底油倒在爸媽在掌心，利用雙手摩擦的溫度讓油稍微有點溫度，才不會涼涼的嚇到小朋友。

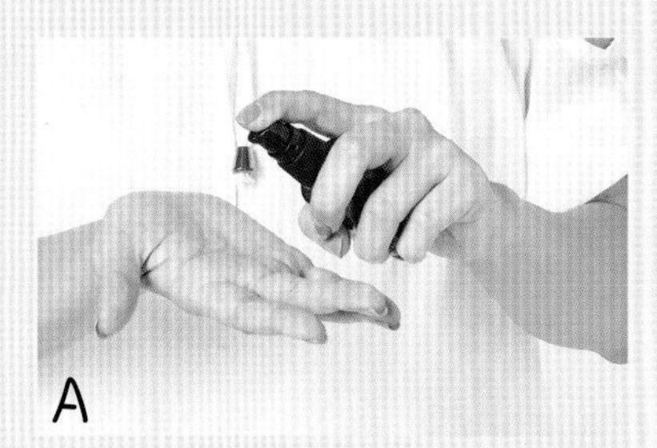

B 先從正面開始，將油均勻擦在孩子身體，然後從上到下的順序、從內到外的方式，用輕柔的力道按摩。

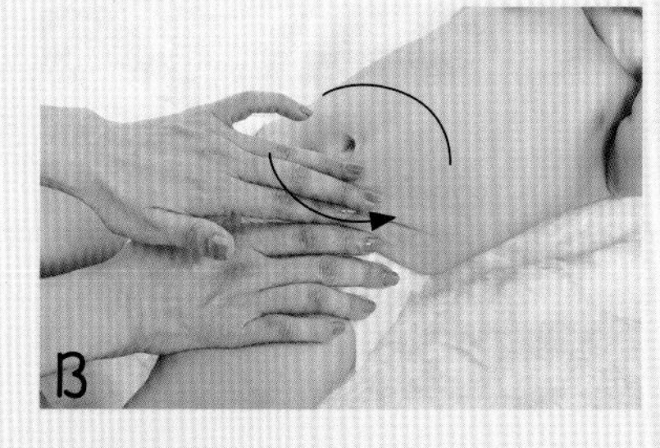

四肢

A 爸媽的大拇指和食指呈C型手勢，圈住孩子的手臂，從肩膀開始由內向外，邊旋轉邊往外滑動。

B 雙腳的按摩也是依此C型手勢按摩，由孩子的髖骨和大腿之連接處開始，邊旋轉邊向下滑動。

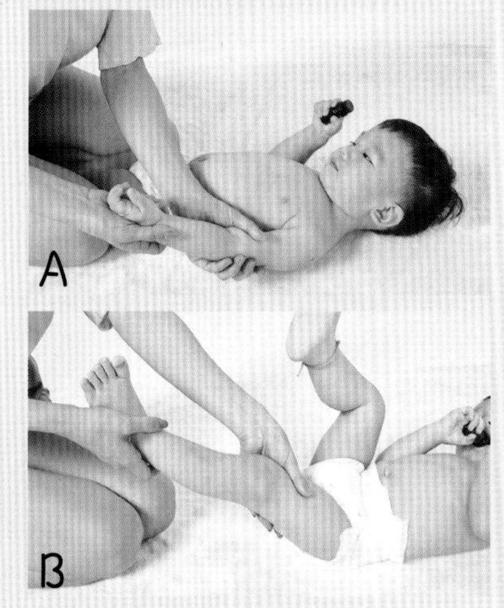

手掌

A 孩子的手掌也需要按摩，爸媽用大拇指雙雙輕壓於孩子的手掌，然後向外輕輕滑動。

B 手指也是用爸媽的大拇指進行按摩，由孩子的手掌和手指之連結處開始，再輕輕向外滑動。

C 當手指滑到孩子的指尖時，再稍微輕壓孩子的手指腹2～3下，這個按摩動作不僅可促進末梢神經循環，亦能加強肌肉力量。

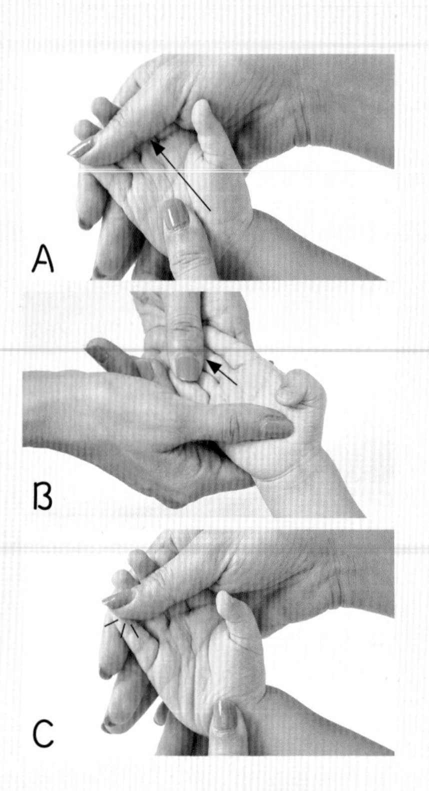

背部

A 爸媽先坐在床上或平坦舒適的地毯上，以免小孩突然翻身造成危險性。雙腳向前併攏伸直後，讓孩子趴在床上或爸媽的大腿上（頭部在大人的膝蓋，雙腳在大人的腹部），雙腳打開在大人的腰旁邊。

B 按摩手勢也是從上到下、由內到外進行。

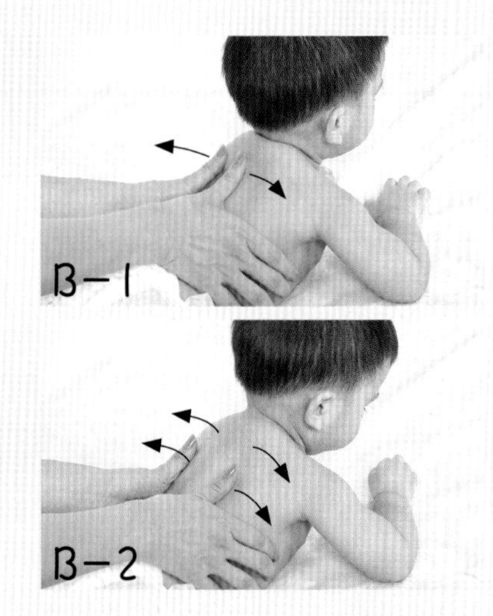

腳掌

A 腳掌的按摩與手掌一樣，爸媽用大拇指雙輕壓孩子的腳掌，然後向外輕輕滑動，當手指滑到孩子的指尖時，再稍微輕壓孩子的腳指腹2～3下，這個按摩動作可促進孩子的末梢神經。

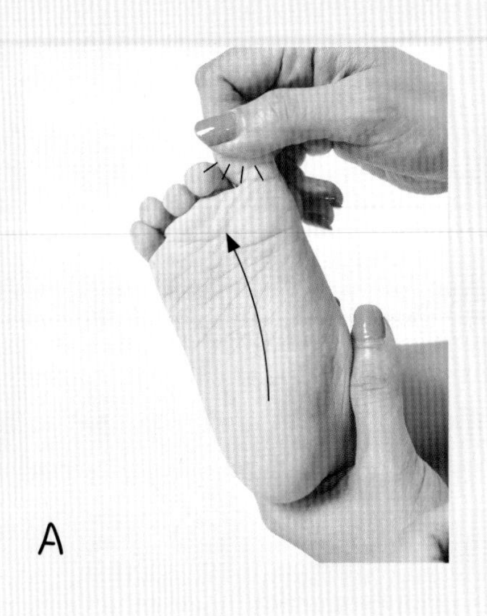
A

有症狀的按摩法

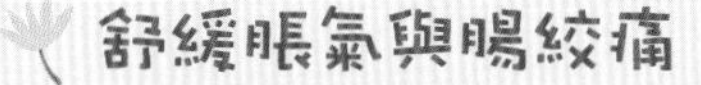

當小朋友有脹氣、腸絞痛、氣管過敏、呼吸道感染等，可以透過適合的精油搭配基底油稀釋後塗抹，精油按摩可以幫助孩子促進腸胃蠕動、舒緩呼吸道不適。台灣濕氣很重，兒童嬌嫩的皮膚容易引起濕疹。這時候除了改善環境、控制飲食外，也能透過芳療按摩將體內的濕氣排除，讓孩子的身體更健康。

舒緩脹氣與腸絞痛

A 準備精油（薑、薄荷、胡蘿蔔籽）與基底油拌勻後，倒入爸媽的掌心搓熱，詳細配方見脹氣、腸絞痛（P.77）。

B 爸媽可依順時針方向，以孩子的肚臍為軸心，用手指輕輕畫10圈後往鼠蹊部下滑，重複動作約5次，能舒緩脹氣和腸絞痛問題。過2小時後若未改善，再重複操作。

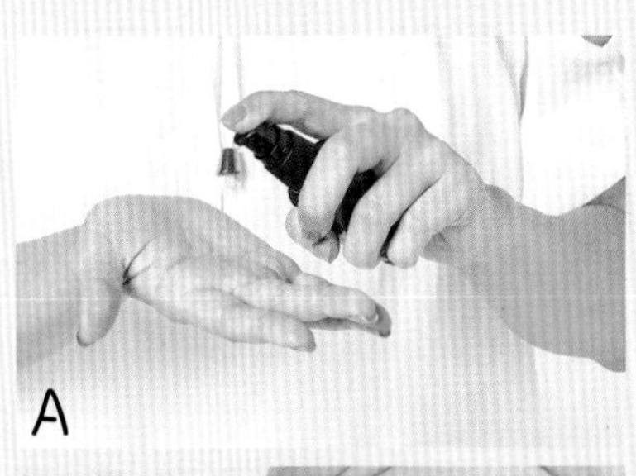
A

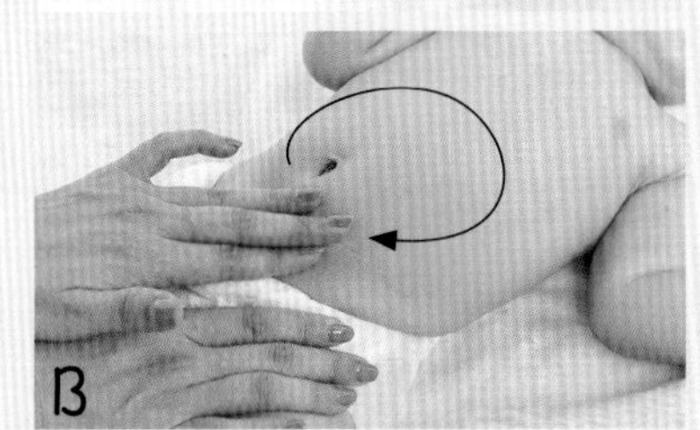
B

加強呼吸道功能

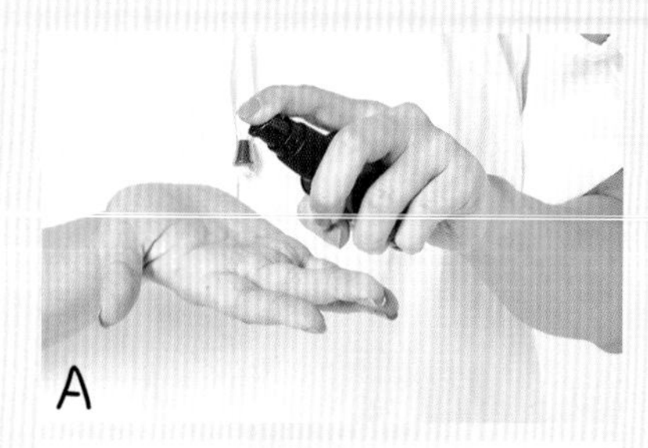

A 準備精油（澳洲尤加利、絲柏、茶樹）與基底油拌勻後，倒入爸媽的掌心搓熱（詳細配方見「鼻塞」P.76）。

B 在孩子身上找出印堂穴、迎香穴、風池穴。

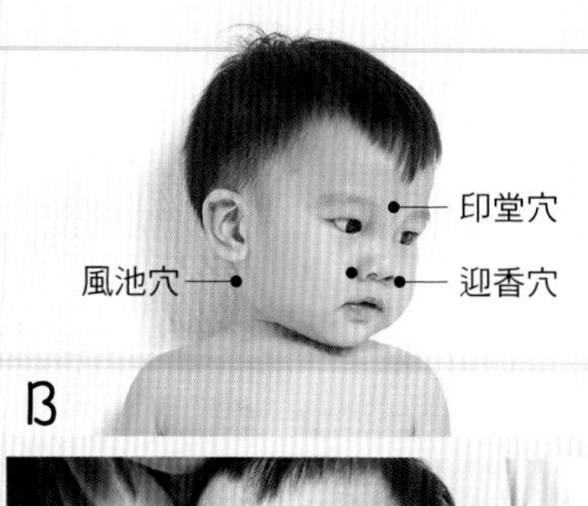

C 爸媽用指腹於這些穴位採輕壓式按摩，待2～3小時再按摩一次，可舒緩呼吸道不適及幫助輕鬆入眠。

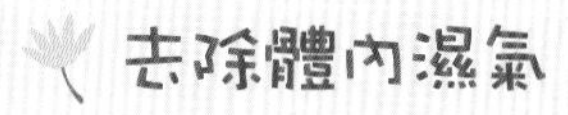

A 準備精油（薑2滴、絲柏1滴、檸檬草1滴）與10ml基底油拌勻後，倒入爸媽掌心搓熱。

B 在孩子的四肢按摩排除濕氣，首先爸媽的大拇指和食指呈C型手勢，圈住孩子的手臂，從肩膀往下經由手臂一直往下滑到手指。

C 雙腳也是依此C型手勢按摩，由孩子的髖骨和大腿之連接處開始，經由大腿往下後到小腿、腳趾，邊旋轉邊向下滑動。

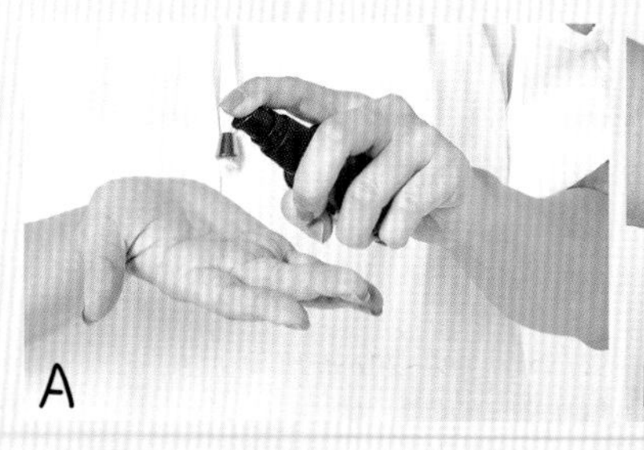

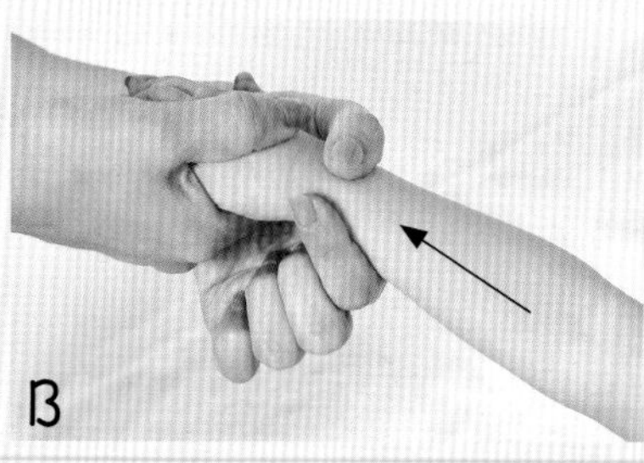

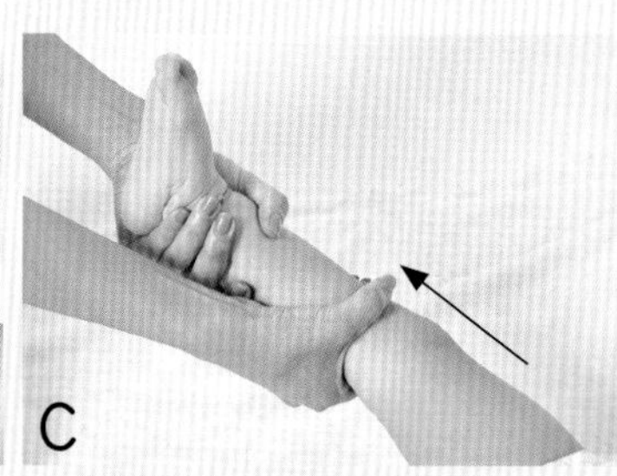

按摩注意事項

為孩子按摩時，除了準備按摩油，還需要注意幾項重點，才能讓按摩過程順利，讓寶貝不會排斥按摩，甚至愛上芳療生活！

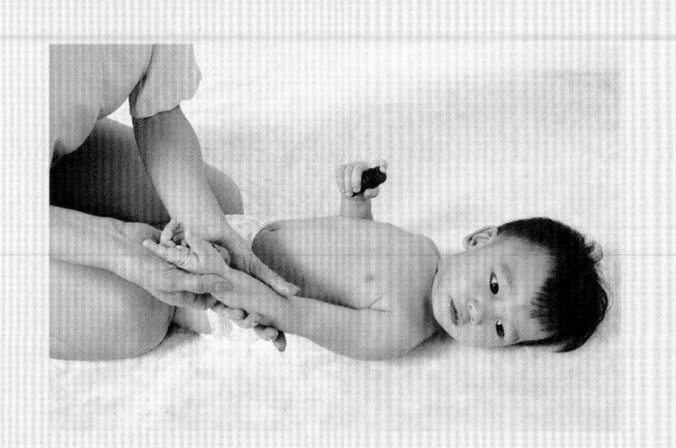

需要準備的物品

準備一個軟硬適宜的軟墊，為小朋友按摩時可在軟墊上進行（軟墊太軟父母不好使力、軟墊太硬則容易讓寶貝在按摩時因為身體碰撞到硬的墊子而感到不舒服），接著在軟墊上鋪一條大毛巾，因為會使用按摩油按摩，鋪大毛巾能讓油不直接與軟墊接觸，當按摩完後，直接將大毛巾清洗即可，就不需要每次重洗軟墊。

環境溫度與燈光

室內溫度調至28°C，若太冷則寶貝容易著涼，太熱容易讓孩子心情煩躁而不想繼續；室內燈光不需要太亮，以小黃燈照明；室內保持安靜，這時候可以放古典音樂或水晶音樂，音量不需太大，如此能讓寶貝的心情與身體慢慢放鬆，不再抗懼按摩。

按摩最佳時間點

如果是全身性按摩，可以在每天洗澡後或睡覺前（午睡或晚上就寢前）為小朋友按摩最適合的時間點；若是局部按摩，最好在飯前30分鐘，或飯後2小時按摩，千萬別在吃完飯後立刻按摩，容易引起孩子的腸胃不適，反而造成反效果。

按摩時間長度

按摩的時間抓20～30分鐘就好。如果時間太長，寶貝失去耐性而開始扭動身體、想要掙脫，就無法好好享受按摩的舒適感了。

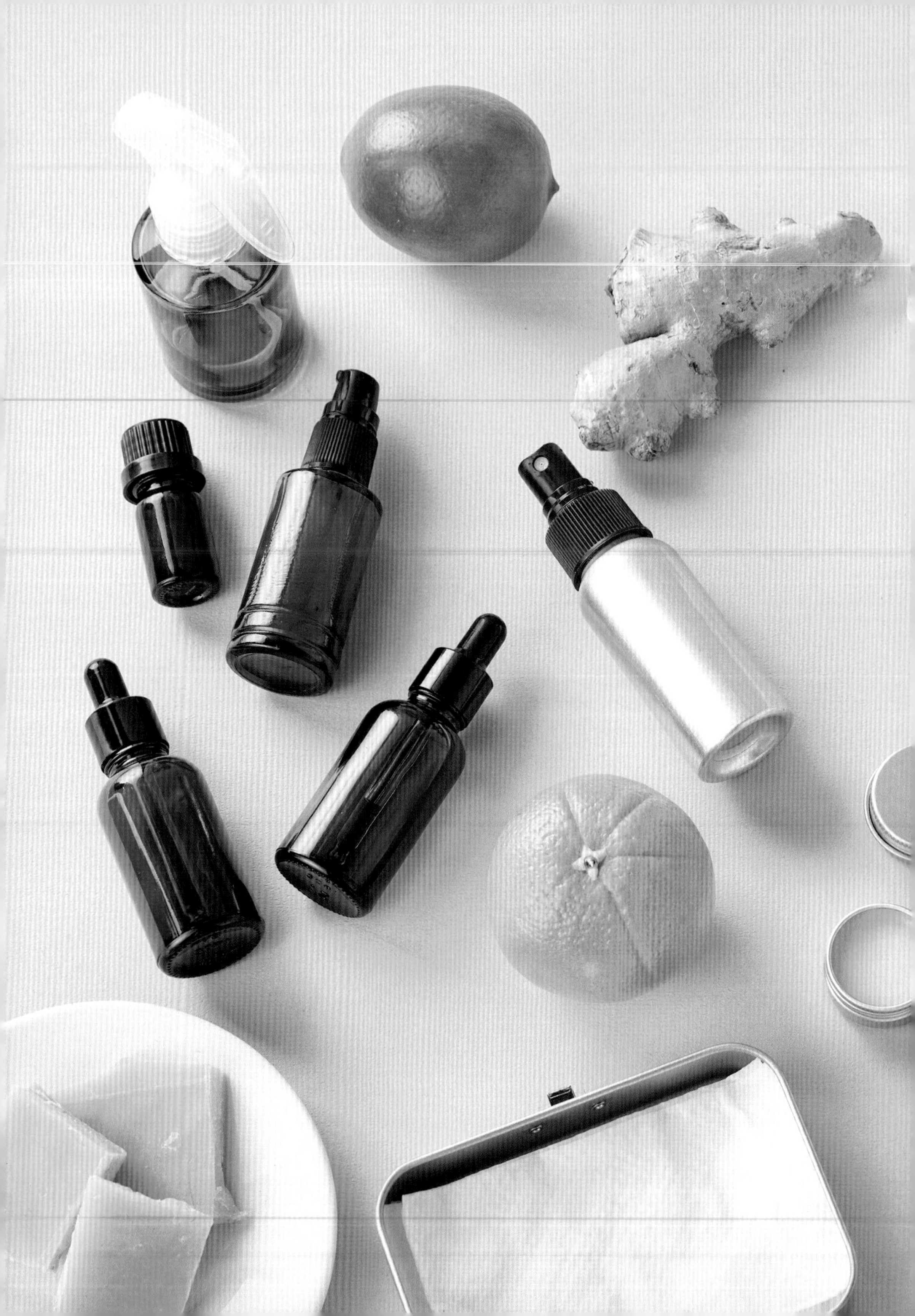

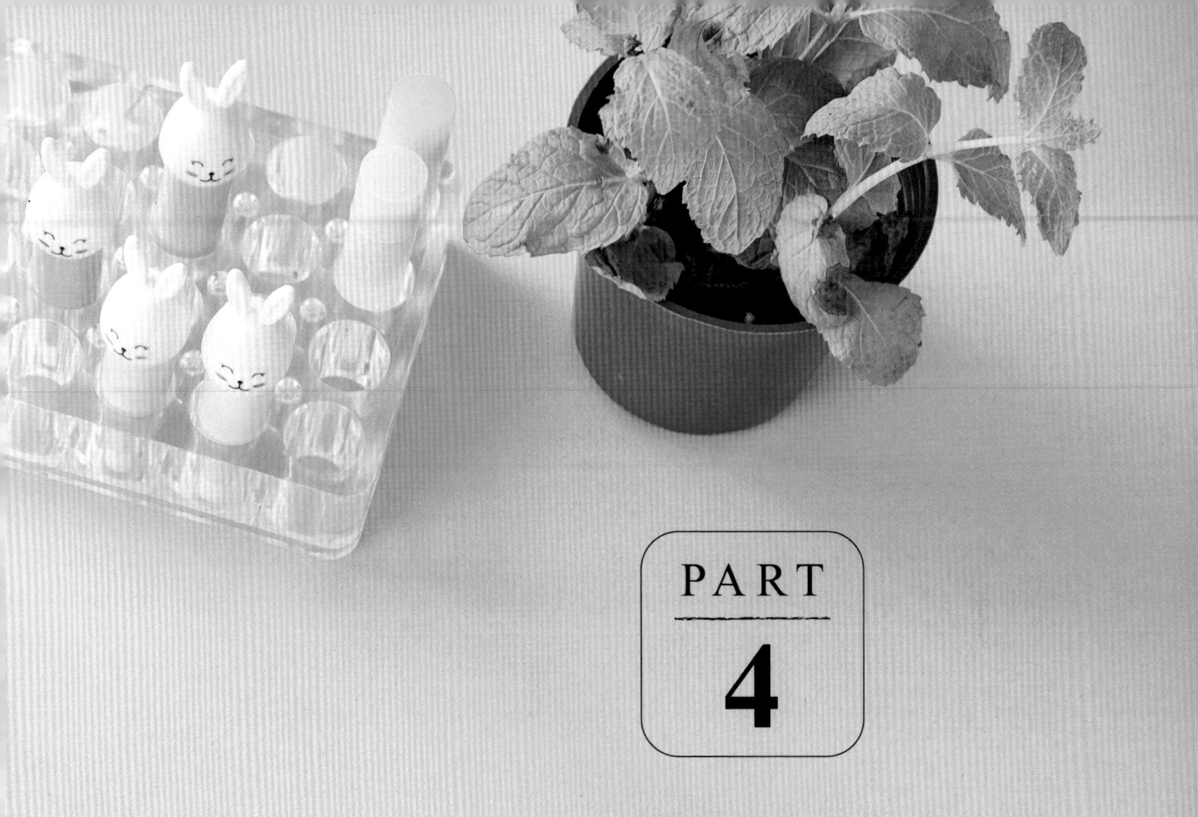

PART

4

打造天然保護力！
用精油自製 25 款清潔保養品

市售清潔保養品琳瑯滿目，但卻很難保證是否添加不明化學成分，對小朋友稚嫩的肌膚帶來傷害，甚至導致過敏體質！本章節將介紹我為了孩子，使用天然無害的材料親手製作的日常用品，不僅做法簡單、成分天然，還能省下不必要的花費。

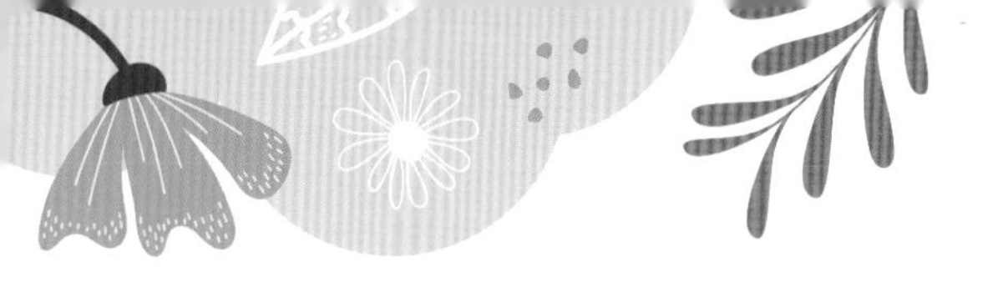

守護孩子避免環境毒害

以前我對日常清潔用品及保養品的選擇，就是「可以用很久、便宜、很香、很快買到。」不會仔細了解成分，更不會要求是否天然……但當了媽媽後，我才意識到原來這些每天使用的東西，會對身體造成這麼大的改變，尤其是對還在成長發育中的孩子們影響更大，不能掉以輕心。

導正購物思維，幫孩子的健康把關

自從「升格」當媽媽之後，每當要購入清潔用品或小孩們的洗髮精、沐浴乳和乳液時，我為了老公及小孩們的健康，現在都會特別注意裡面的成分，這才發現我以前的購物思維真是錯誤到了極點，原來我周遭身邊充斥著許多人工合成的化學成分及人工香精，這些對於人體的傷害是有多麼大啊！

若照以前的思維購買清潔用品，那麼我不是幫助小孩健康成長，而是在「毒害」小孩的健康，尤其是可怕的「經皮毒」，經皮毒是透過化學毒物經過皮膚進入身體，因而產生細胞病變導致癌症，而化學毒物經皮膚吸收，比經由眼口鼻吸收更嚴重好多倍，這真的是一件非常可怕的事！回想起來，要是現在還不好好導正自己對於使用日常清潔用品及保養品的錯誤觀念，我就不是一個盡責的媽媽啊～～（淚崩）。

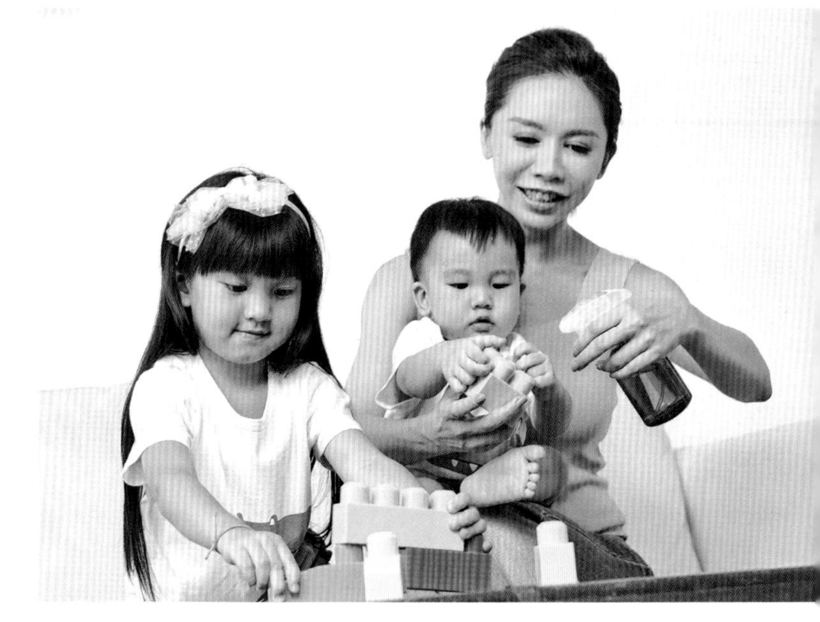

為家人打造天然無毒的居家環境

現在，我對於家人和孩子日常生活中會接觸到的東西，都盡量講究「天然、無毒、健康」，不僅仔細挑選，甚至自己動手做，譬如：買麵包機親手做麵包、買製麵機自己做麵條，就只差沒有買田地耕作開心農場了～～（笑），因為如此，也展開豐富的手作生活。其中，我最常做的，就是使用天然成分調配家用的清潔用品與孩子的盥洗用品，慢慢愛上這樣手作的感覺～真好！

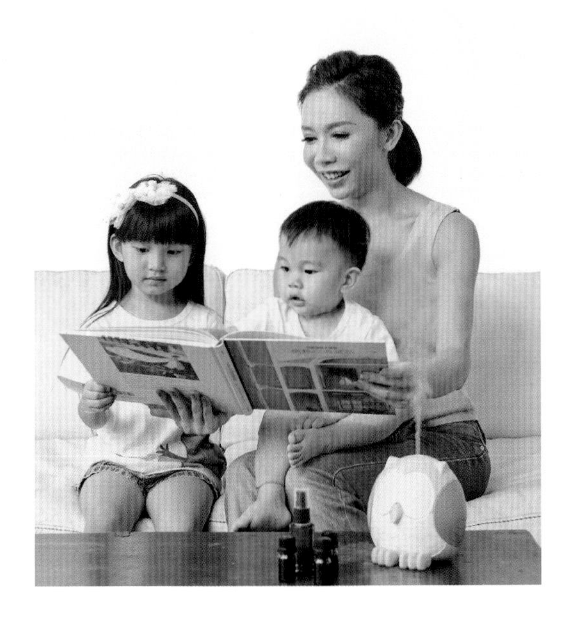

手作成品完成，看著家人們使用得很開心，我也感到很大的成就感與驕傲，不僅能同時達到天然、無害且健康的因素，而且過程簡單又有趣，還能量身訂製，今天如果想要比較濃稠一點的乳液，就調製得濃稠一點；想要改變讓寶寶浸泡的沐浴鹽味道，就自己稍微調整配方，利用精油的天然香味和功效，調配喜歡或需要的配方。更開心的是，可以時時變換，今天用茶樹精油做洗髮精，下星期換個心情，換成檸檬精油洗髮精來洗髮，非常天然健康。雖然以天然精油和材料製作的成品沒辦法放很久（因為沒有加防腐劑），但至少絕對安全，身為媽媽的我能夠放心使用在孩子身上。

我希望身邊的家人、朋友也能健康，於是開始教周圍的親友做天然的日常清潔用品與保養品，家中只要準備幾樣工具和基本材料、幾瓶精油，就能立刻隨心所欲手作，一點都不困難喔！希望藉由這本書，也能讓大家從今天開始，一起用天然品照護自己和家人的健康，只要了解書中基本原理，再按照這個單元的配方製作，就可以打造無毒的空間、擁有健康和身體，現在，就讓我們來進行快樂的手作吧！

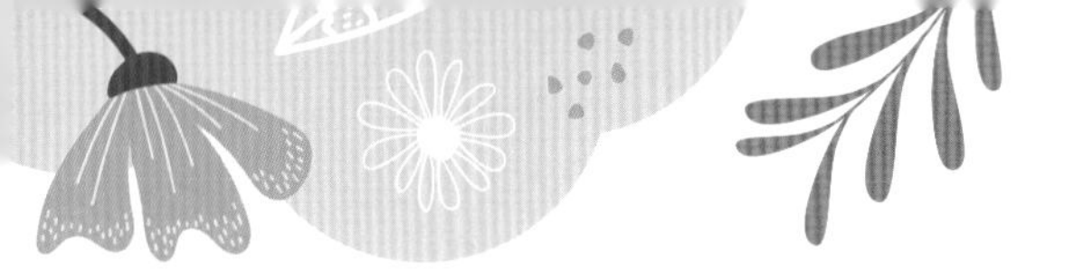

基本材料＆器具介紹

所謂「工欲善其事，必先利其器」，這道理也同樣套用在手作清潔保養品上。所以在製作前務必花點時間認識材料的特性、器具的用途，才能避免花冤枉錢，購買不適合的東西回家。同時需做好消毒，才能防止完成的製品污染或很快變質。

基本材料

植物油

精油需要經過植物油稀釋，才能塗抹在肌膚上，而且植物油也有加強保濕的功效。可以依喜好和需求自行挑選植物基底油或複方的天然植物混合油即可，購買時請注意成分標示，選擇成分單純、天然的產品。

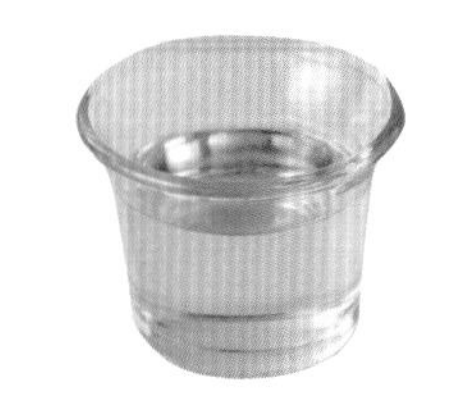

黃蜂蠟

又稱為蜜蠟，是蜜蜂用來築蜂巢的分泌物，也是天然的凝固劑，具遇高溫融化、低溫固化的特性，經常用來製作護唇膏、紫雲膏、手工皂等。建議選擇未經製的黃蜂蠟，可以向蜂農直接採購，或是在烘焙材料行、手工皂材料行、化工行購買。

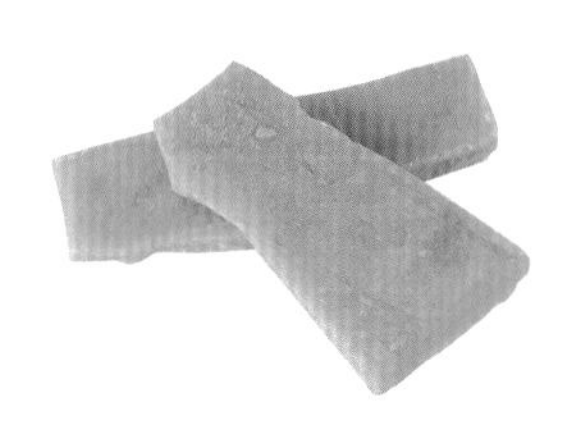

小蘇打粉

溫和又環保的天然去角質成分，溶於水後呈現弱鹼性，有助於洗淨皮膚上的髒污，因此時常用於製作沐浴鹽，其粉狀質地也能吸收精油，讓精油和鹽更均勻混合。

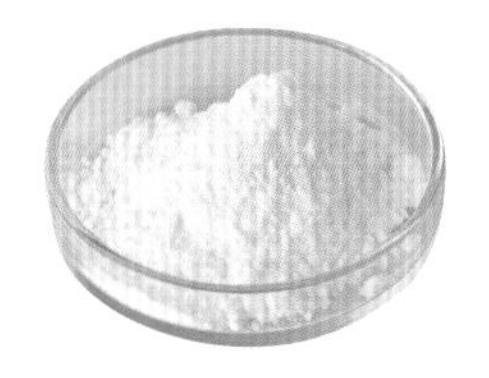

弱酸性起泡劑

溫和的界面活性劑，可以原本分離的水和精油均勻溶合，具有良好的發泡和去污特性，且對肌膚的刺激性較低，經常拿來做洗髮精、洗面乳等製品。

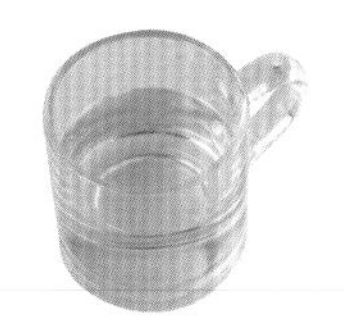

乳化劑粉

用於將不相溶的水和油均勻凝固成霜狀的材料，可達到增稠的效果。市面上販售的乳化劑種類很多，可選擇成分天然的卵磷脂乳化劑粉。

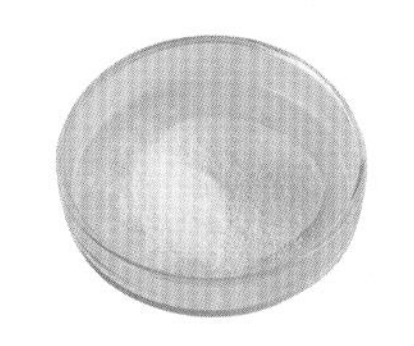

純水

可直接使用靜置一天的自來水、過濾水，或購買市售礦泉水。

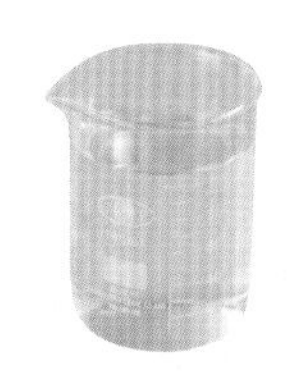

純露

植物提煉出精油後，剩下的水分就是純露，雖然濃度不似精油高，但也具有植物香氣和功效。

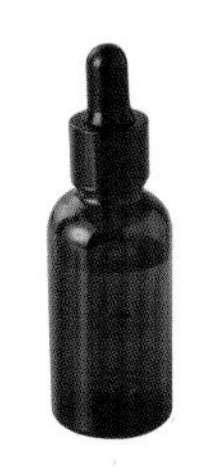

75%酒精

適合用來消毒使用的器具，如果是耐熱的工具或容器，也可以放入煮沸的滾水中加熱殺菌。噴完酒精的器具，必須靜置等酒精完全揮發乾燥後再使用。

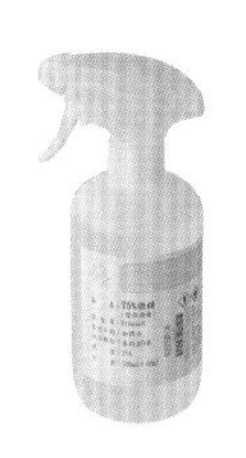

蘆薈膠

為天然的增稠劑，具有保濕效果，用來製作乾洗手液時，也可以延緩酒精揮發的時間，讓乾洗手在手上停留的時間稍微長一些。

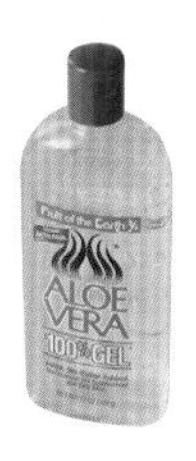

鹽

精油和水彼此不相溶，但利用親水性強的鹽，可以幫助讓精油順利溶到水中後，油水結合的結構也會更為穩定，同時，還具有防腐的作用。原則上使用一般鹽巴也可以，但建議使用海鹽、玫瑰鹽，含有豐富礦物質外，做成沐浴鹽，也可以達到去角質的作用。

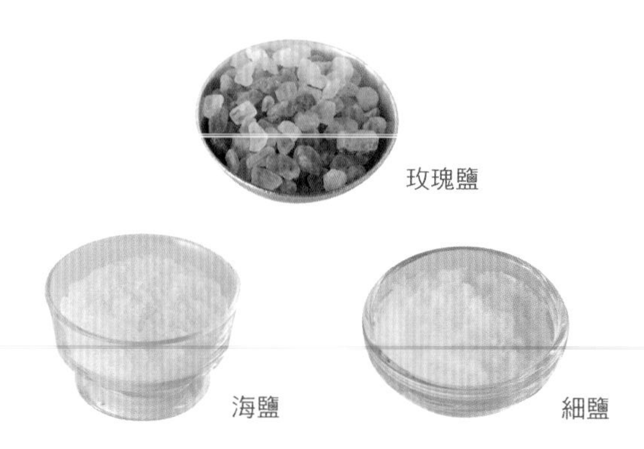
玫瑰鹽
海鹽
細鹽

基本器具

盛裝容器

精油具有腐蝕性、遇到光容易變質，因此盛裝精油製品的容器，必須使用避光的玻璃材質，或可耐精油的塑膠材質。容器可依據需要的功能安裝噴頭或壓頭。

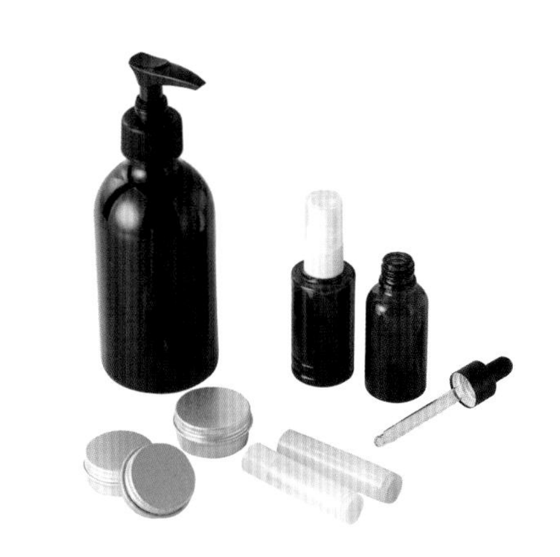

玻璃燒杯、量杯

製作精油清潔或保養品的材料大部分是液態，所以使用燒杯裝盛、量杯測量比較方便。記得選擇可以加熱的玻璃材質，使用上沒有安全疑慮，也不怕精油造成塑膠侵蝕的為宜。

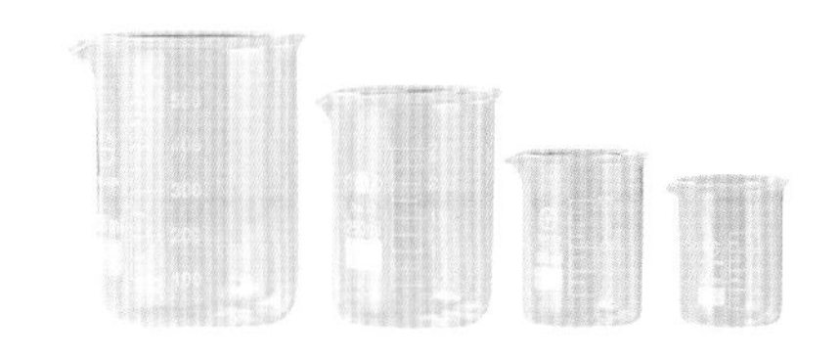

電子秤

精油製品不耐久放，建議每次製作的量不宜太多，因此在測量材料時，以可測量到「公克」單位的電子秤為佳。

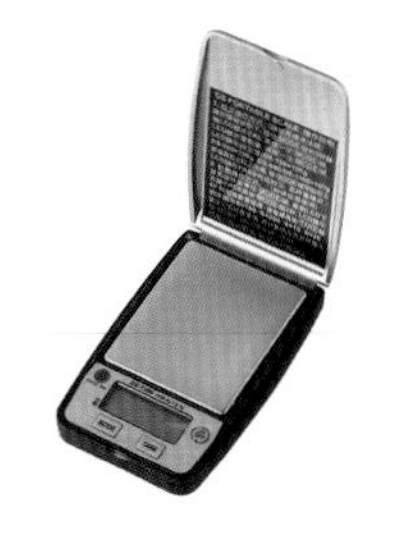

量匙

市售量匙為一組 4 支，適合用來量取少量粉類或鹽的工具。

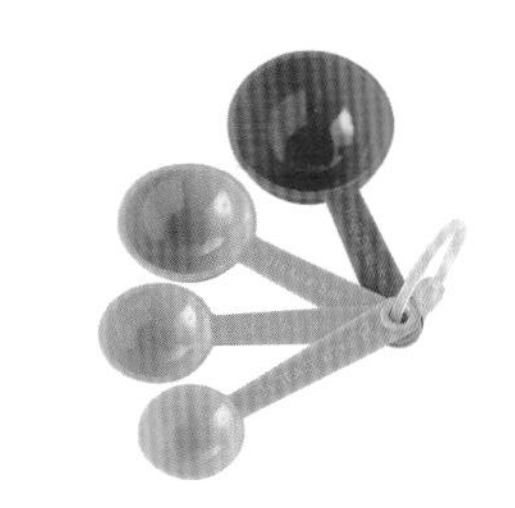

攪拌棒

多為玻璃材質，用來攪拌或混合材料時使用。最好選擇玻璃材質，也可以用家裡現有金屬或玻璃材質的攪拌棒、筷子、湯匙等代替，但要避免長時間浸泡在精油中。

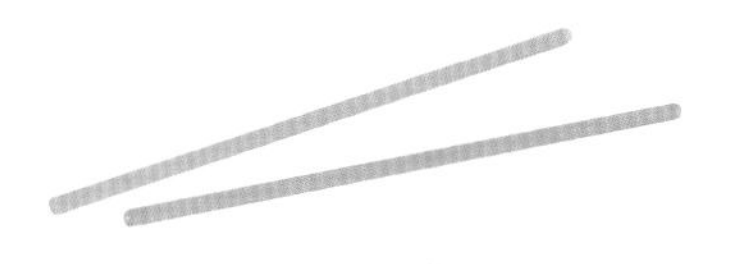

滴管

精油容易揮發，所以建議每次製作少量即可。滴管是吸取少量幾滴的液態材料的最佳工具，可以避免一不小心下手太重。

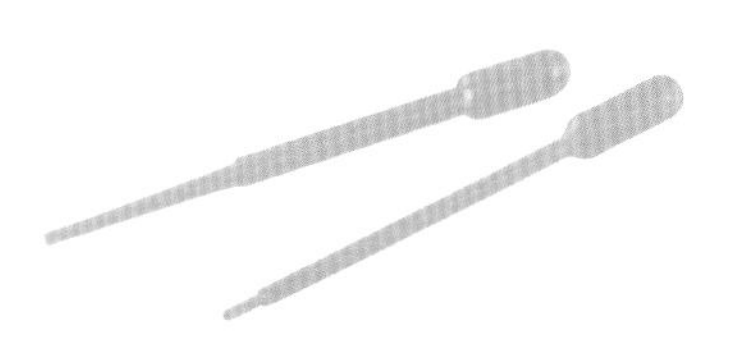

電磁爐

使用蜂蠟等需要加熱融化的材料的電器用品，也可以瓦斯爐隔水加熱，但必須注意安全性，避免瞬間高溫而導致危險。

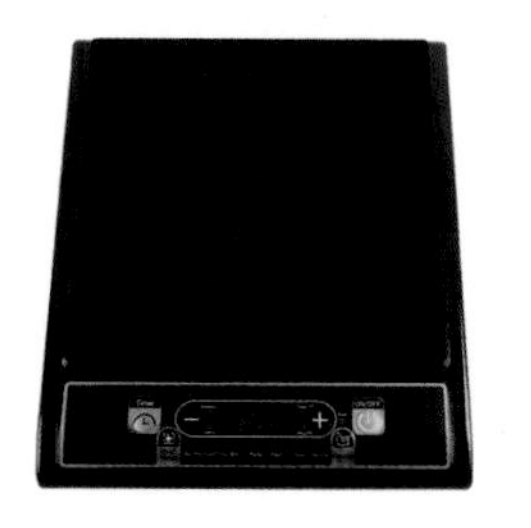

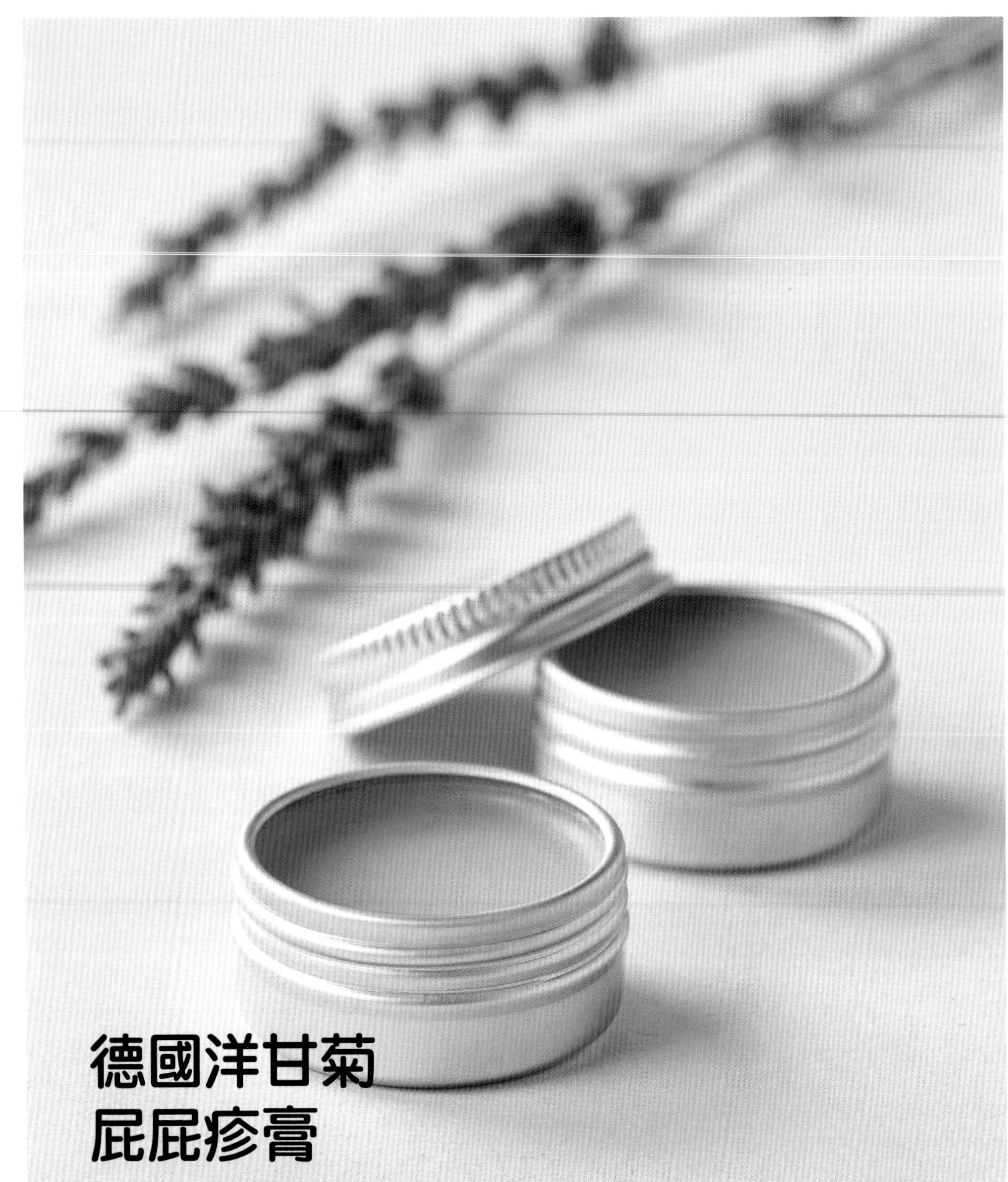

德國洋甘菊
屁屁疹膏

嬰兒每天都要包尿布，常常因為屁股悶熱或尿布品質不良，導致屁股紅腫，甚至出現潰爛的傷口，真的讓爸媽很崩潰心痛！此時，天然的屁屁疹膏就是很好的幫手。精油膏的製作方法很簡單，而且不容易揮發，在皮膚上可以撐得比較久，只要參考比例替換其他配方，也能自己做出各種功效的精油膏，方便攜帶又好用！

材料

黃蜂蠟	2g
金盞花油	8ml
德國洋甘菊精油	1滴
真正薰衣草精油	1滴
檸檬精油	1滴
茶樹精油	1滴
75%酒精	適量

工具

10g鋁盒	1個
玻璃燒杯	1個
攪拌棒	1支
電磁爐	1個

保存方法 放置陰涼乾燥處。

保存期限 3～4個月

如何使用 每2小時擦一次，直到改善紅屁屁疹。

注意事項

- 精油不耐熱，必須等黃蜂蠟降到60℃以下，再倒入精油。
- 白蜂蠟經過精製，使用於孩子身上以天然的黃蜂臘為佳。
- 消毒用酒精請遠離火源，噴於裝盛容器後靜置到完全乾燥、揮發再使用。
- 金盞花油可替換成書中介紹的任一款基底油。

製作方法

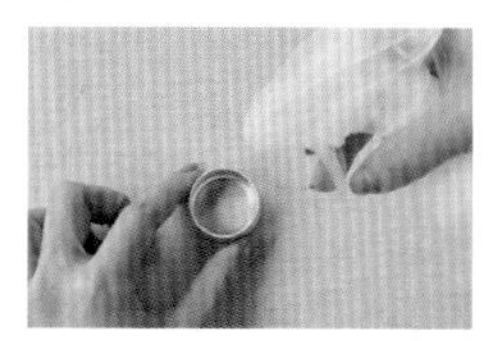

1 鋁盒內外噴上75%酒精清潔消毒，放置通風處乾燥。

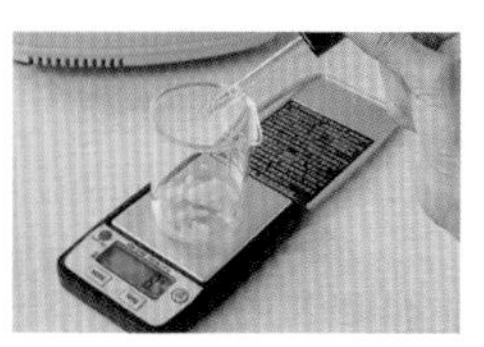

2 黃蜂蠟、金盞花油放入燒杯。

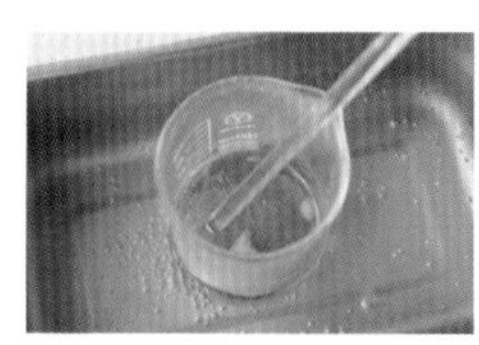
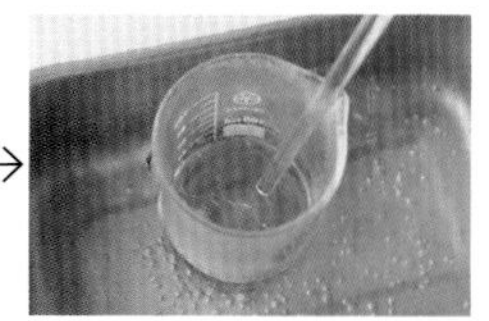

3 在電磁爐上隔水加熱，用攪拌棒攪拌至完全融化。

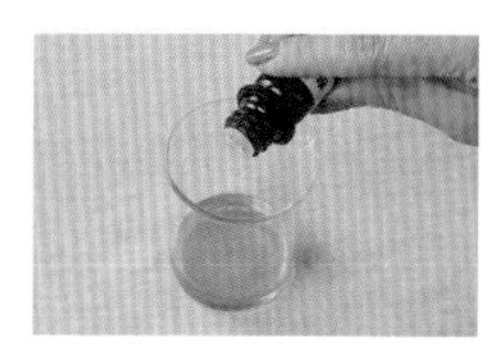

4 燒杯靜置5～10秒鐘，再倒入所有精油搖勻。

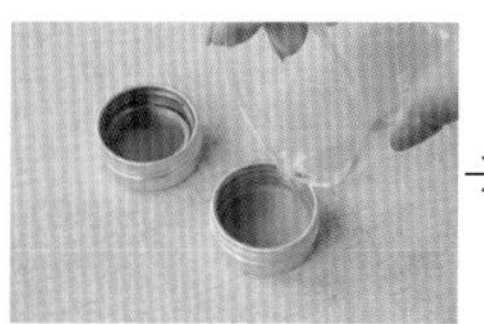
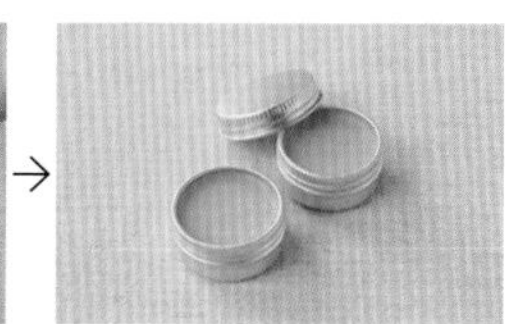

5 接著倒入鋁盒，待凝固即完成。

其他配方

茶樹蚊蟲叮咬膏

黃蜂蠟	2g	檸檬精油	1滴
植物油	8g	乳香精油	1滴
茶樹精油	1滴	真正薰衣草精油	1滴

※ 讓小孩被蚊蟲叮咬的地方能止癢消腫，還可以修復傷口。

香桃木舒咳膏

黃蜂蠟	2g	檸檬精油	1滴
植物油	8g	乳香精油	1滴
香桃木精油	1滴	薑精油	1滴

※ 將精油擦在小孩的喉嚨、前胸後背，能幫助咳嗽舒緩。

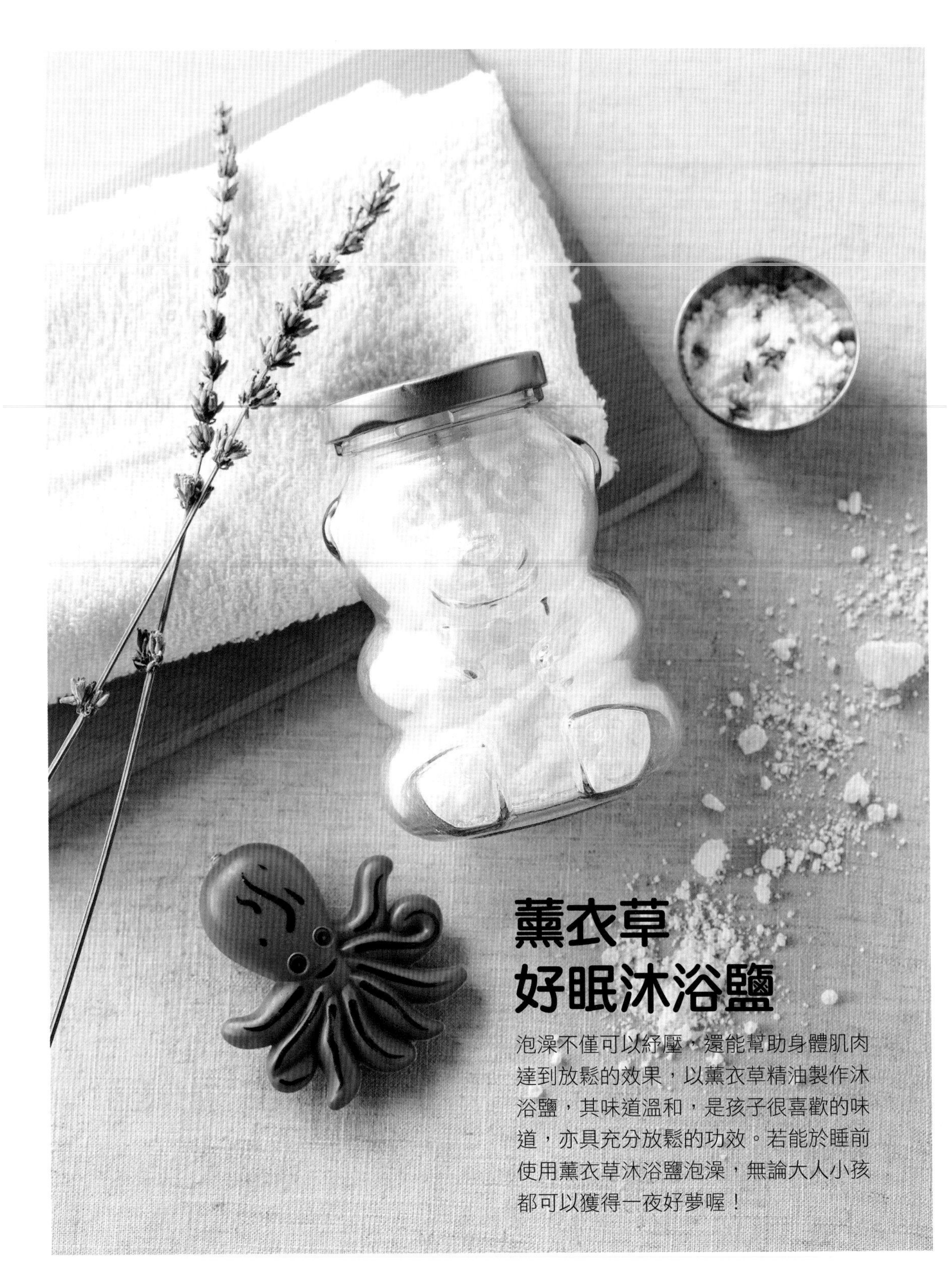

薰衣草
好眠沐浴鹽

泡澡不僅可以紓壓，還能幫助身體肌肉達到放鬆的效果，以薰衣草精油製作沐浴鹽，其味道溫和，是孩子很喜歡的味道，亦具充分放鬆的功效。若能於睡前使用薰衣草沐浴鹽泡澡，無論大人小孩都可以獲得一夜好夢喔！

材料

小蘇打粉 10ml
海鹽 30ml
真正薰衣草精油 5滴
75%酒精 適量

工具

100ml玻璃密封罐 1個
攪拌棒 1支

保存方法 放置陰涼乾燥處。

保存期限 2個月

如何使用 可泡身體浴或足浴約20分鐘、水的溫度37～39°C，身體浴使用浴鹽量約30ml、足浴約10ml浴鹽量。

注意事項

- 真正薰衣草精油可以依照喜好和功能需求，換成其他喜歡的香氣，例如：甜橙、檸檬、佛手柑。
- 海鹽與可以換成玫瑰鹽。
- 使用小蘇打粉可以幫助精油和鹽混合均勻。
- 消毒用酒精請遠離火源，噴於裝盛容器後靜置到完全乾燥後再使用。

製作方法

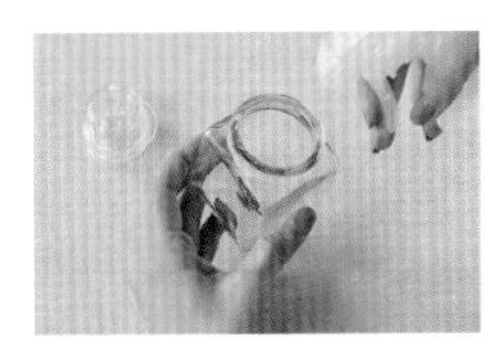

1 密封罐內外噴75%酒精清潔消毒，放置通風處乾燥。

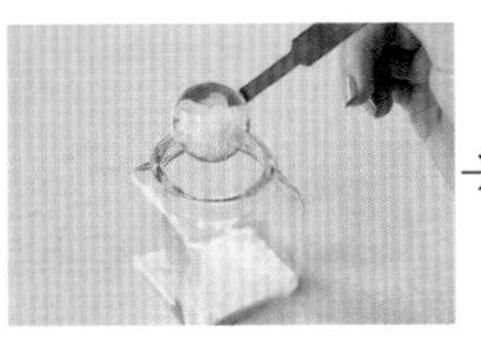

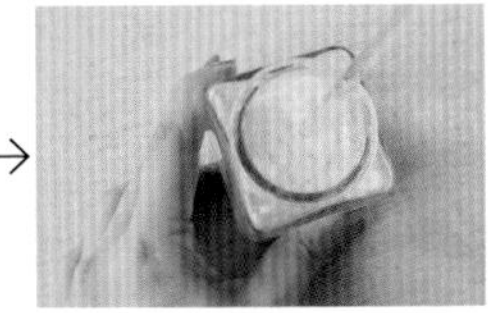

2 將小蘇打粉、海鹽倒入密封罐，混合後攪拌均勻。

TIPS 混合時也可以直接蓋上瓶蓋後搖勻。

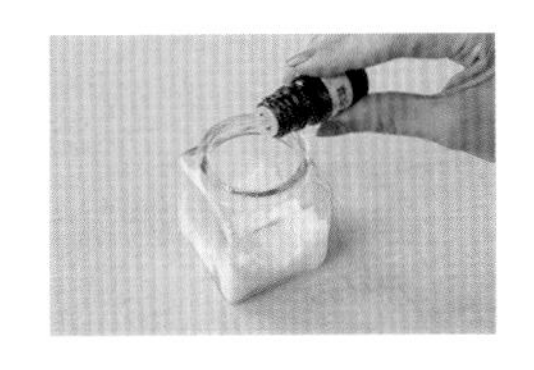

3 再加入真正薰衣草精油，攪拌均勻即完成。

其他配方

生薑禦寒沐浴鹽

小蘇打粉 10ml
海鹽 30ml
薑精油 5滴

※ 將精油換成薑，在冬天泡澡時使用，可幫助增強免疫力、保暖禦寒。

羅文莎葉抗菌沐浴鹽

小蘇打粉 10ml
海鹽 30ml
羅文莎葉精油 5滴

※ 將精油換成羅文莎葉，當孩子生病感冒時，可以幫助殺菌、增強抗病力。

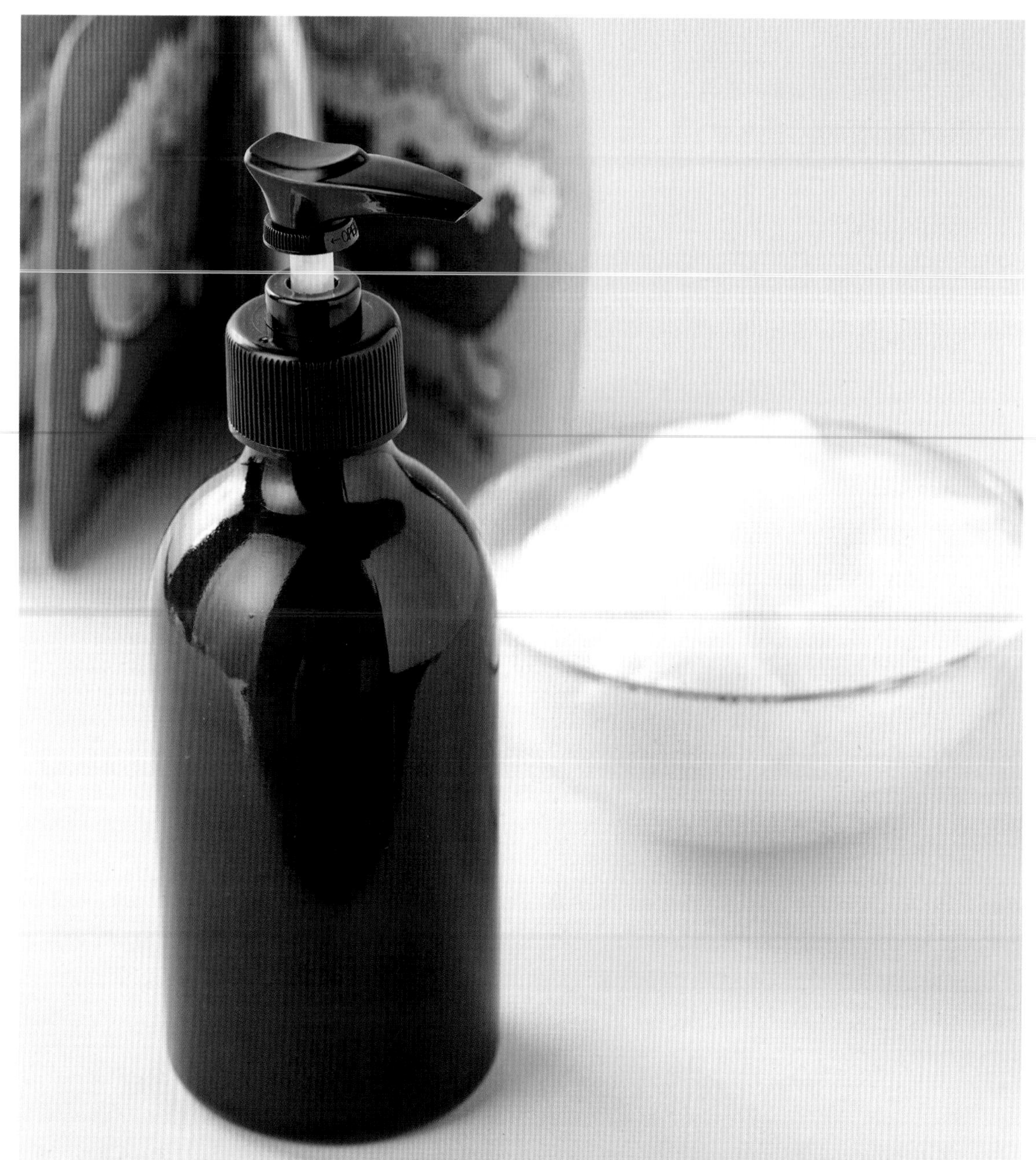

雪松柔順洗髮精

洗髮精對兒童非常重要，選擇對的洗髮精能讓孩子的頭髮不毛躁、不打結，否則每次洗完頭後梳頭髮，小孩都會因為頭髮梳不開、不舒服而哇哇大哭。若使用化學成分過多的洗髮精，也會對身體有害，所以自製天然洗髮精對家人是最健康的保護喔！

材料

弱酸性起泡劑	160ml
純水	200ml
北非雪松精油	4滴
鹽	30g
75%酒精	適量

工具

玻璃燒杯	1個
攪拌棒	1支
500ml空瓶	1個

保存方法 放置陰涼乾燥處。

保存期限 1個月

如何使用 使用前搖晃均勻，將洗髮精倒在掌心，搓出泡沫後抹於頭髮並按摩，洗頭約3分鐘後再以清水沖洗乾淨即可。

注意事項

- 鹽可換成海鹽或玫瑰鹽，鹽為水與精油的介質，有助於讓本來不相溶的油水可以溶合。
- 消毒用酒精請遠離火源，噴於裝盛容器後靜置到完全乾燥、酒精揮發再使用為宜。

製作方法

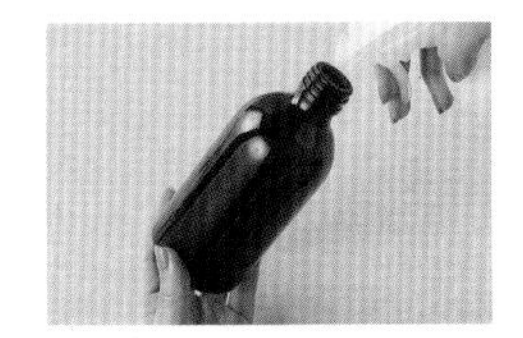

1 於空瓶內外噴75%酒精清潔消毒，放置通風處乾燥。

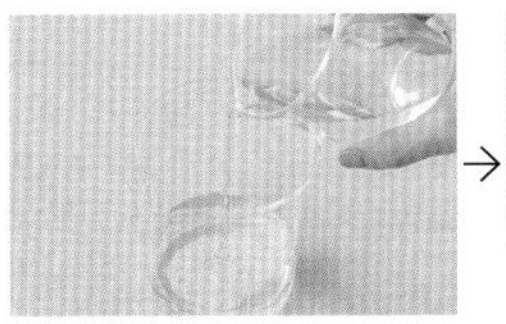

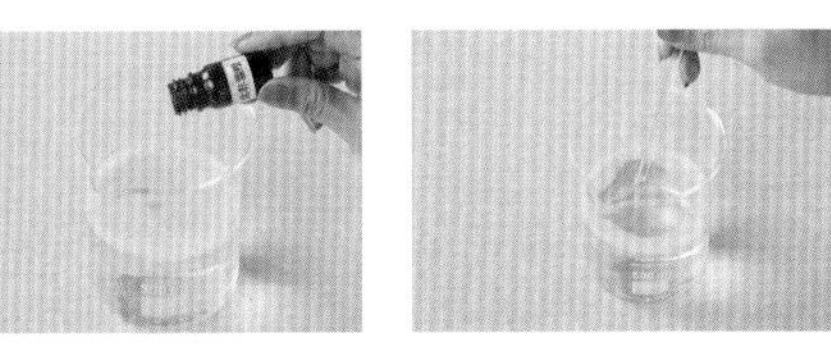

2 弱酸性起泡劑、純水、精油依序倒入玻璃燒杯。

3 攪拌均勻。

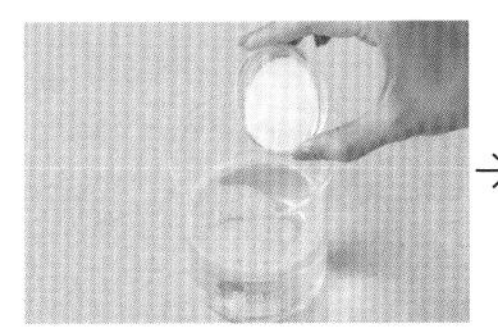

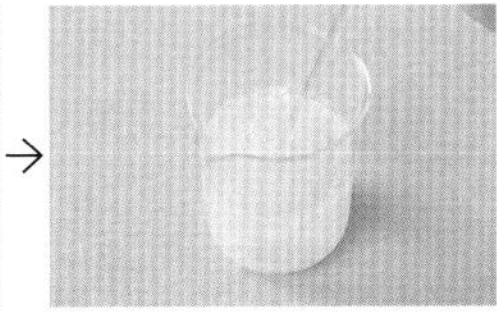

4 再加入鹽，繼續攪拌至鹽溶解並呈乳白色。

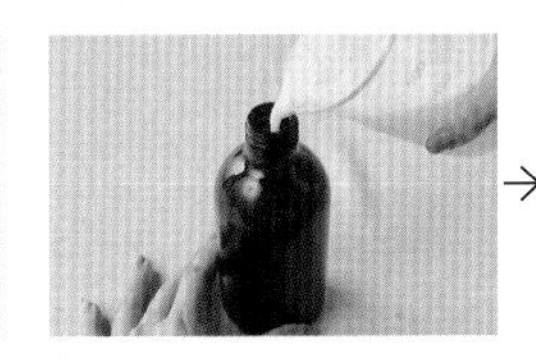

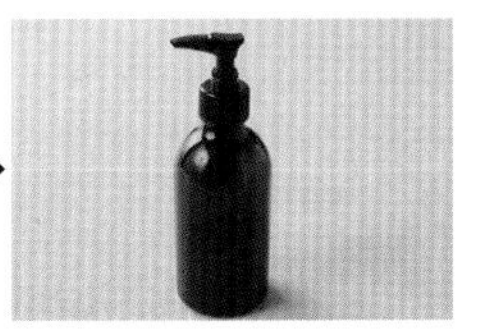

5 接著倒入空瓶，就可以使用了。

其他配方

茶樹舒爽洗髮精

弱酸性起泡劑	160ml
純水	200ml
鹽	30g
茶樹精油	4滴

※ 將精油換成茶樹，不僅助殺菌，還能讓頭皮清爽舒適，很適合在外面奔跑一整天，玩得滿頭大汗、全身髒兮兮的孩子。

乳香保濕乳液

小孩的皮膚很細嫩，但也很容易因天氣乾燥而讓皮膚乾癢不舒服，甚至抓出傷口。在皮膚乾燥的時候擦上加入精油的保濕乳液，不但能使皮膚滋潤、不會裂開，也因為乳香精油對於肌膚的修復效果很強，可以讓乾燥造成的龜裂傷口加快復原的速度。

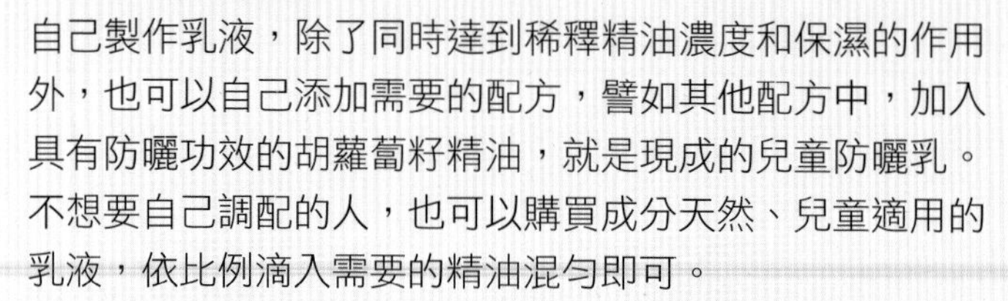

自己製作乳液，除了同時達到稀釋精油濃度和保濕的作用外，也可以自己添加需要的配方，譬如其他配方中，加入具有防曬功效的胡蘿蔔籽精油，就是現成的兒童防曬乳。不想要自己調配的人，也可以購買成分天然、兒童適用的乳液，依比例滴入需要的精油混勻即可。

材料

材料	份量
植物油	10ml
乳化劑粉	1.5g
純露	40ml
乳香精油	12滴
75%酒精	適量

工具

工具	數量
玻璃燒杯	1個
攪拌棒	1支
滴管	1支
50ml空瓶	1個

保存方法 放置陰涼乾燥處。

保存期限 2星期

如何使用 將乳液倒在掌心，均勻擦在孩子的身體即可。

注意事項

- 添加乳化劑、純露時勿一次倒太多，分次慢慢加入較容易攪拌溶合。
- 純露可視質地情況調整，過於濃稠時稍微增量，反之則減少。
- 乳香精油可以依照需要的功能或喜歡的香氣，換成其他精油，例如：真正薰衣草、橙花。
- 如果發現乳液變色或味道怪異，即表示變質、產生氧化，就不宜使用。
- 消毒用酒精請遠離火源，噴於裝盛容器後靜置到完全乾燥、揮發再使用。
- 金盞花油可替換成書中介紹的任一款基底油。

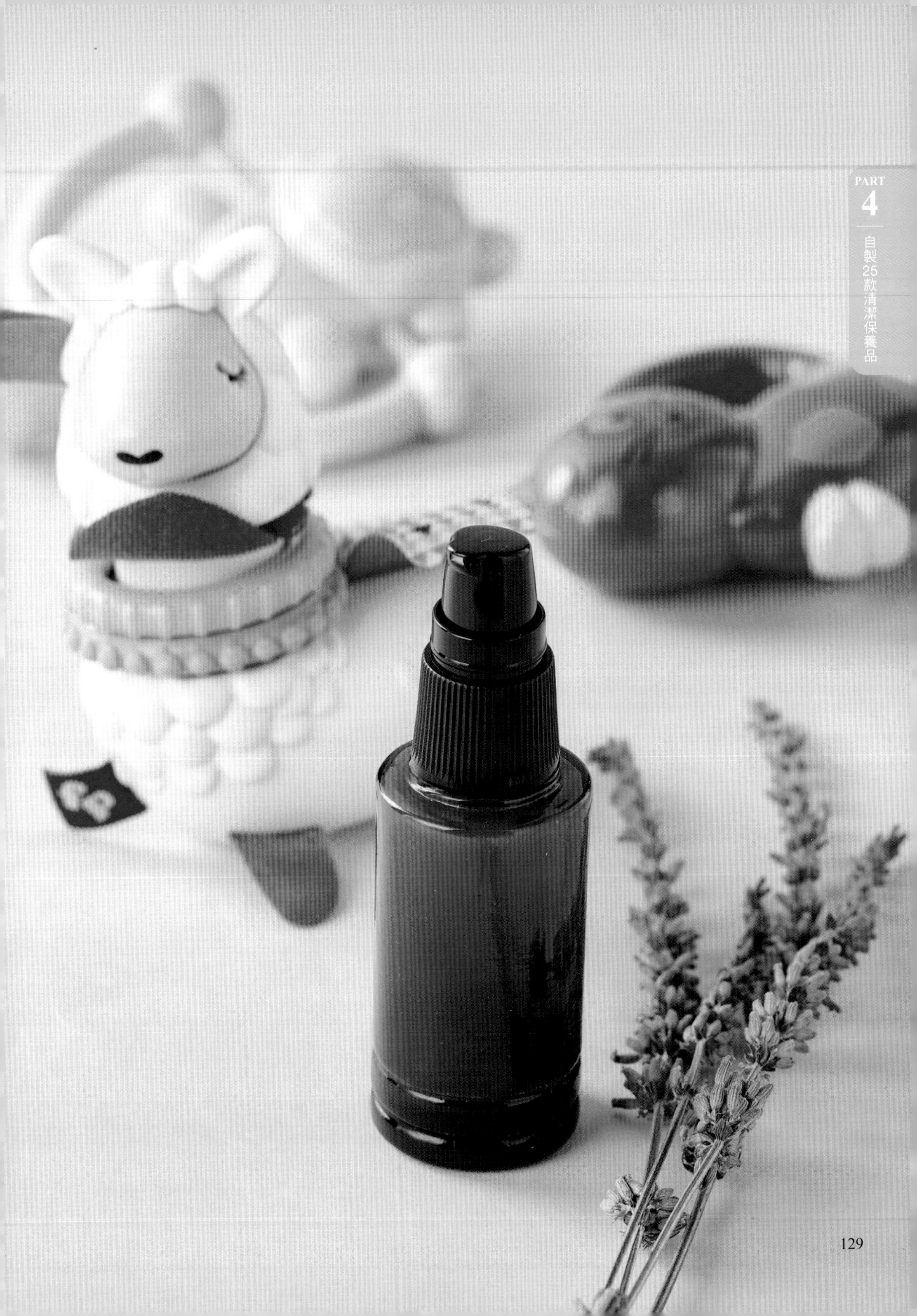

製作方法

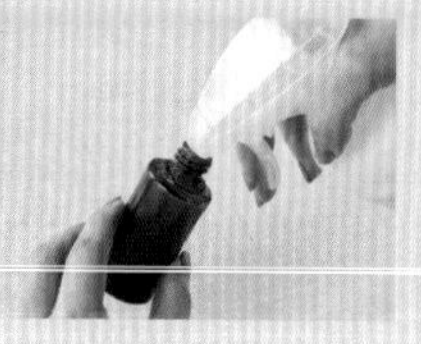

1 在空瓶內外噴75%酒精清潔消毒，放置通風處乾燥。

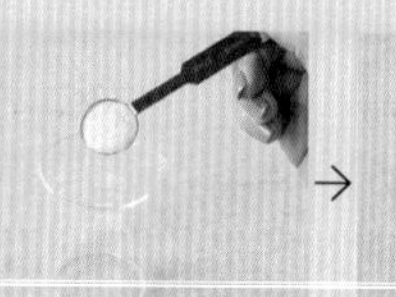

2 植物油倒入燒杯中，再分次加入乳化劑粉，用攪拌棒混合均勻。

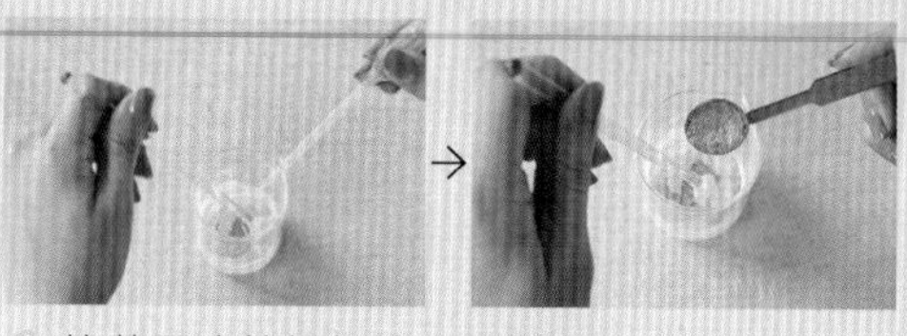

3 接著用滴管慢慢滴入純露混合。分多次添加，乳化劑粉、純露比較好拌勻。

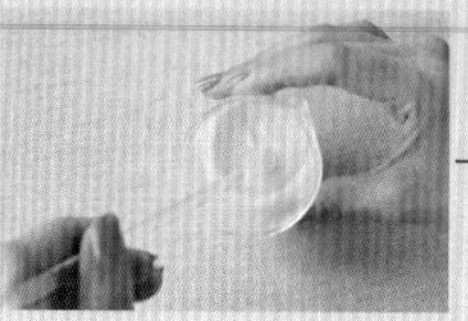

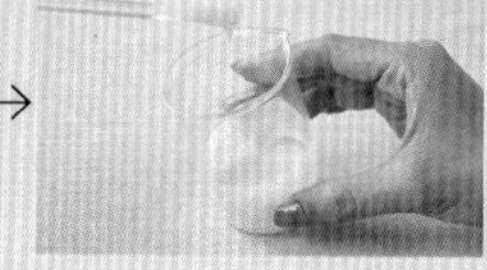

4 持續攪拌至似豆腐乳塊狀即代表快完成，再攪拌至乳狀。

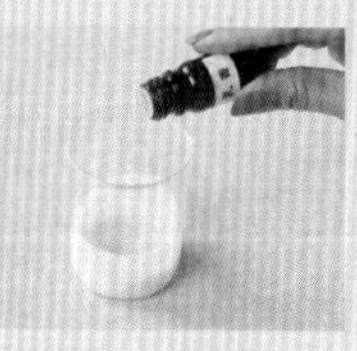

5 最後再加入乳香精油，攪拌均勻。

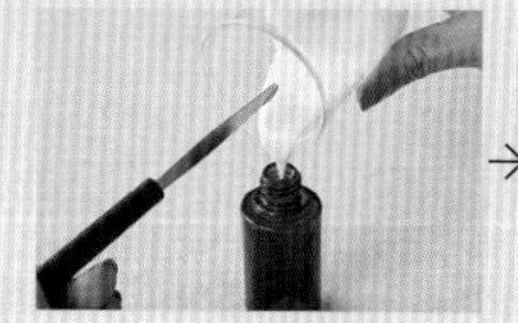

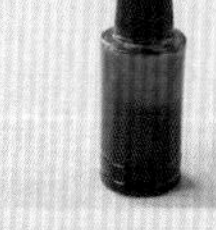

6 小心倒入空瓶，蓋上瓶蓋即完成。

其他配方

胡蘿蔔籽防曬乳液

植物油	10ml
乳化劑粉	1.5g
純露	40ml
胡蘿蔔籽精油	12滴

※ 將精油換成胡蘿蔔籽，準備外出時可擦在身體，能避免陽光直曬而讓皮膚受傷。

德國洋甘菊鎮靜乳液

植物油	10ml
乳化劑粉	1.5g
純露	40ml
德國洋甘菊精油	12滴

※ 將精油換成德國洋甘菊，能讓日曬後受傷的皮膚達到修復的效果。

甜橙舒緩乳液

植物油	10ml
乳化劑粉	1.5g
純露	40ml
甜橙精油	12滴

※ 將精油換成甜橙，在孩子睡前可使用，幫助孩子有一夜的好夢。

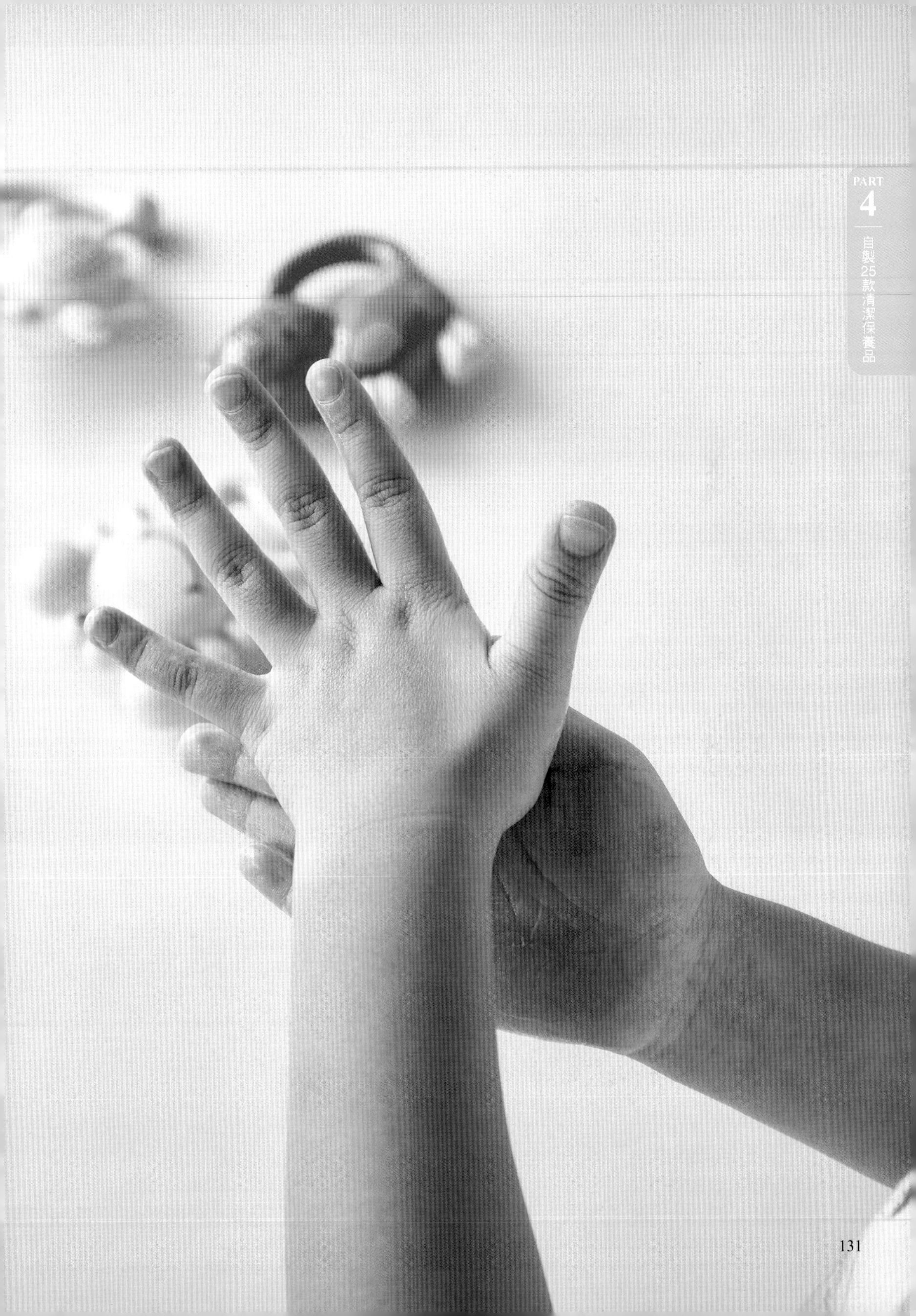

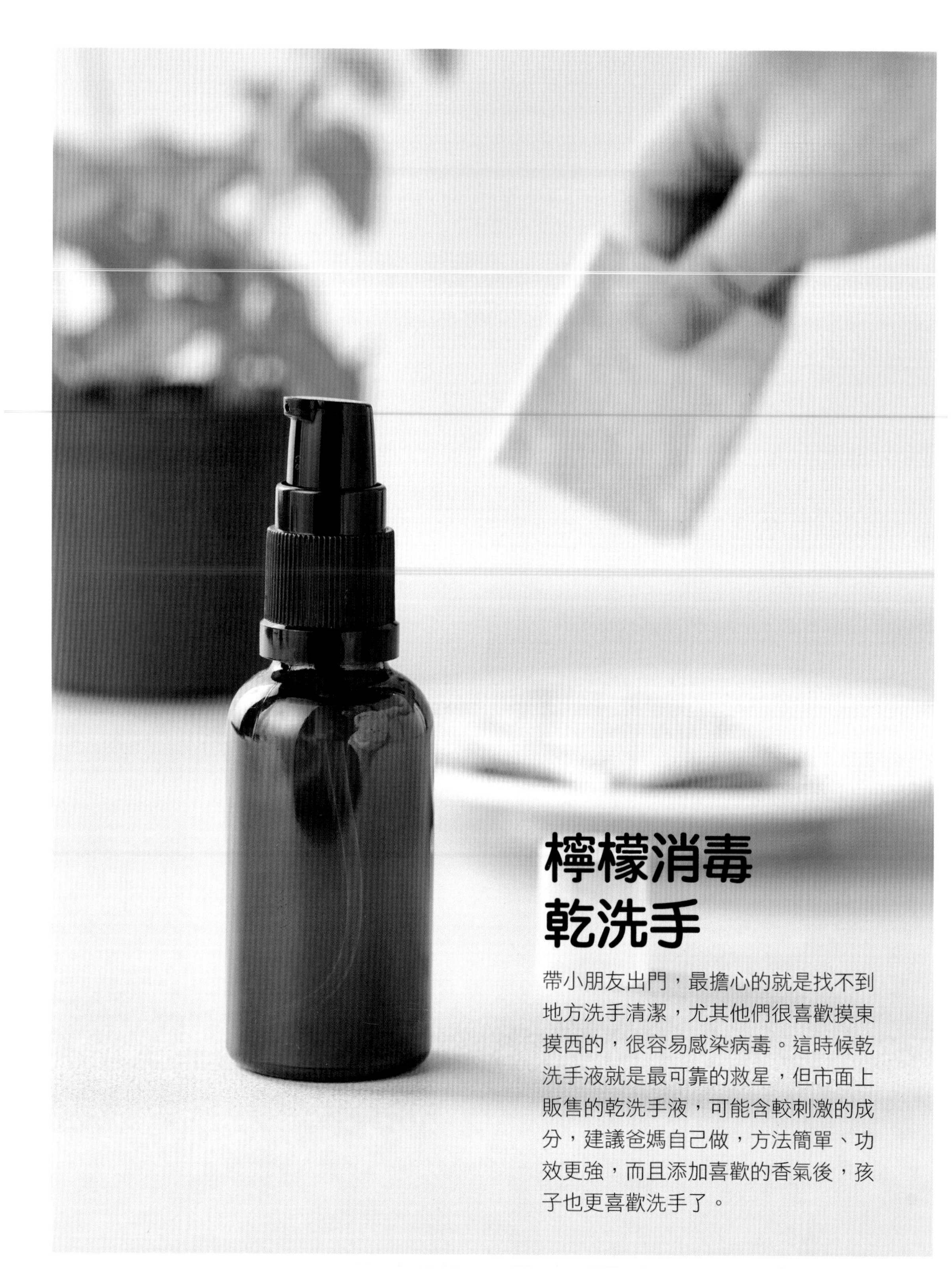

檸檬消毒乾洗手

帶小朋友出門，最擔心的就是找不到地方洗手清潔，尤其他們很喜歡摸東摸西的，很容易感染病毒。這時候乾洗手液就是最可靠的救星，但市面上販售的乾洗手液，可能含較刺激的成分，建議爸媽自己做，方法簡單、功效更強，而且添加喜歡的香氣後，孩子也更喜歡洗手了。

材料

75%酒精 ⋯⋯ 80ml
蘆薈膠 ⋯⋯ 20ml
檸檬精油 ⋯⋯ 20滴

工具

120ml玻璃瓶 ⋯⋯ 1個
玻璃燒杯 ⋯⋯ 1個
攪拌棒 ⋯⋯ 1支

保存方法 放置陰涼乾燥處。

保存期限 3～4個月

如何使用 乾洗手液倒在掌心，雙手搓揉20秒鐘，達到殺菌的效果。

注意事項

- 玻璃瓶可換成塑膠瓶，記得挑選2號和5號的材質，才能裝酒精且不易被溶膠。
- 製作乾洗手液所使用的茶樹精油量比較多，才能達到殺菌的效能；檸檬精油可換成尤加利、乳香、羅文莎葉。
- 消毒用酒精請遠離火源，噴於裝盛容器後靜置到完全乾燥、酒精揮發再使用為宜。

製作方法

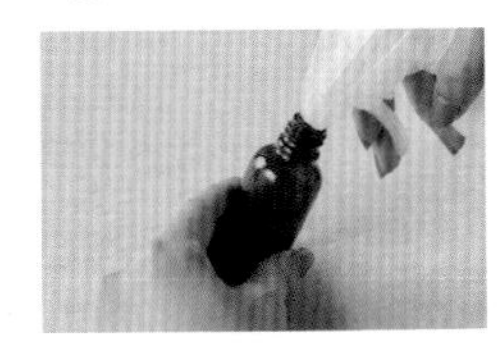

1 玻璃瓶內外噴75%酒精清潔消毒，放置通風處乾燥。

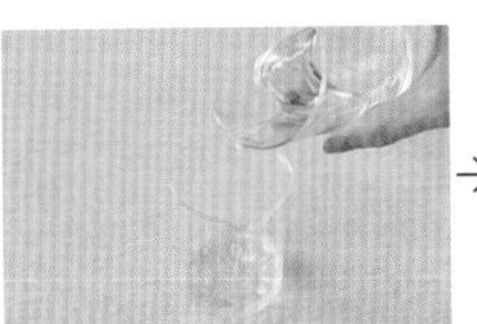

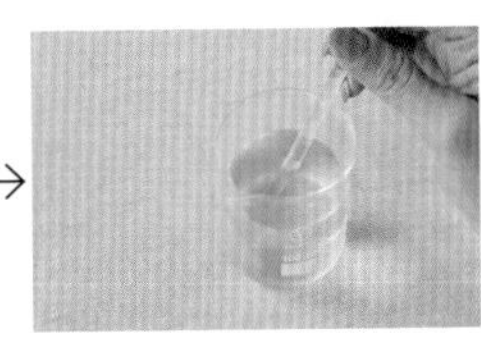

2 將75%酒精、蘆薈膠倒入燒杯中，混合攪拌均勻。

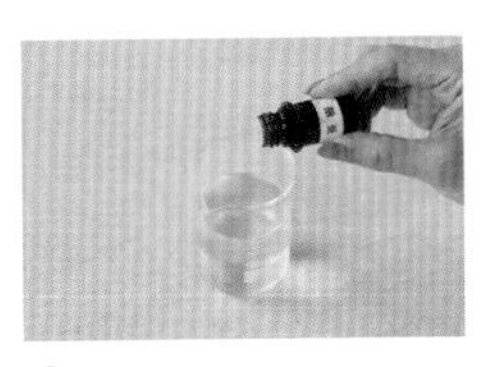

3 再滴入檸檬精油，攪拌均勻。

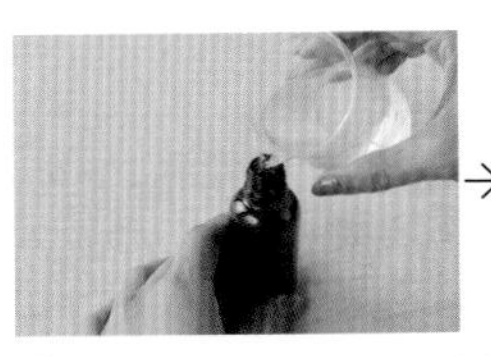

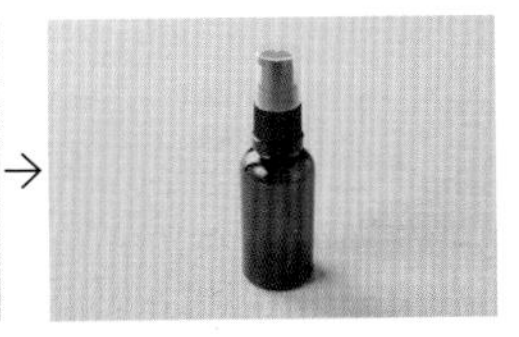

4 接著倒入玻璃瓶，靜置直到調製的液體變成黏稠透明狀即可。

其他配方

甜橙殺菌乾洗手

75%精油 ⋯⋯ 80ml
蘆薈膠 ⋯⋯ 20ml
甜橙精油 ⋯⋯ 20滴

※ 甜橙可以消毒，甜甜的香氣也很受孩子喜愛。

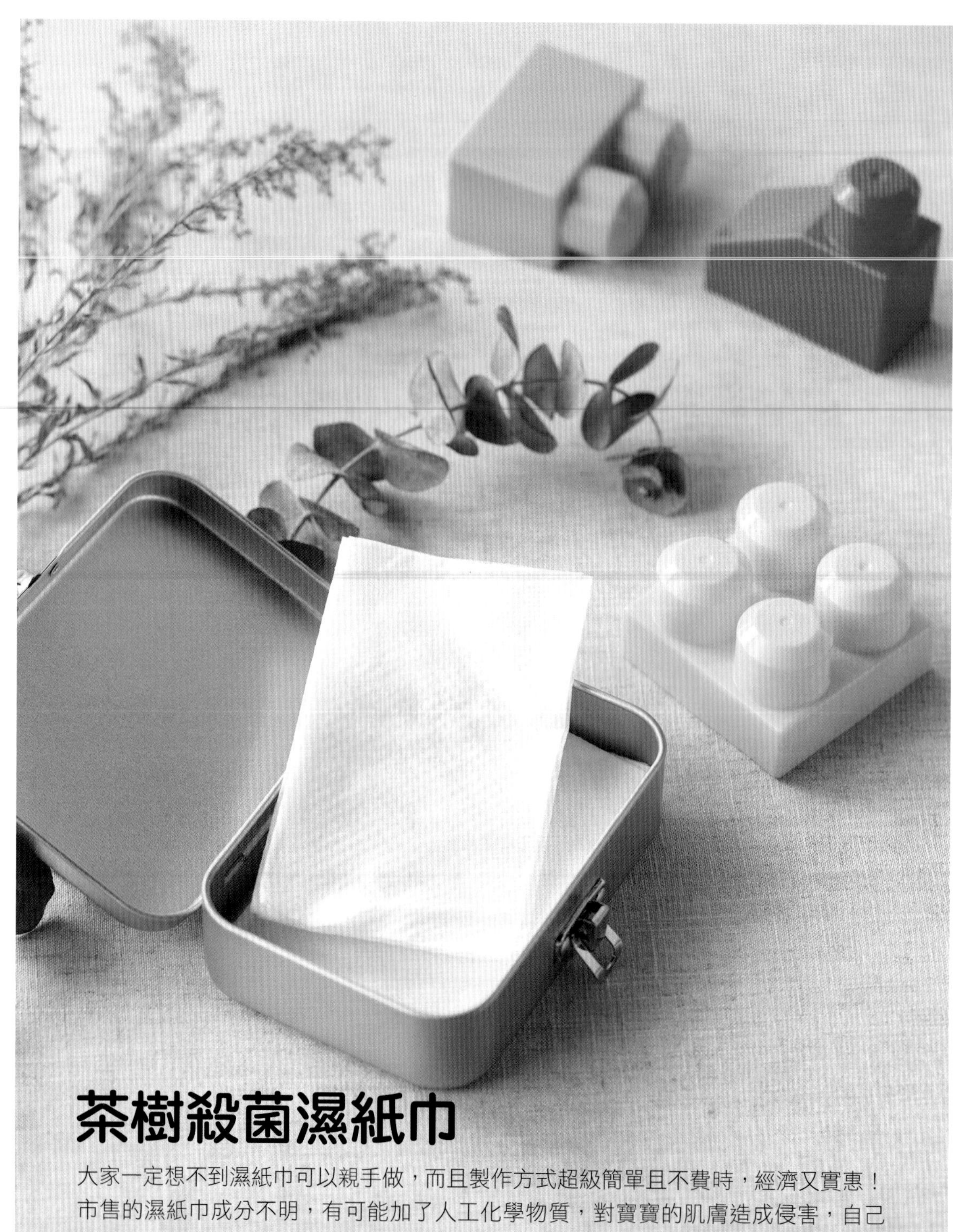

茶樹殺菌濕紙巾

大家一定想不到濕紙巾可以親手做，而且製作方式超級簡單且不費時，經濟又實惠！市售的濕紙巾成分不明，有可能加了人工化學物質，對寶寶的肌膚造成侵害，自己親手做才知道添加了成分、適不適合孩子？使用起來更安心。

材料

純水 ……… 60ml
鹽 ……… 2茶匙
茶樹精油 ……… 30滴
75%酒精 ……… 適量

工具

密封盒 ……… 1個
攪拌棒 ……… 1支
廚房擦手紙 ……… 10張

保存方法 放置陰涼乾燥處。

保存期限 3天

如何使用 此成分不含化學物質，可在小朋友進食前後或流汗時直接擦於小朋友的雙手、臉部、手腳等全身，達到消毒和清潔功效。

注意事項

- 密封盒大小會決定擦手巾一次浸泡的數量。
- 濕紙巾一次勿做太多，水分很容易乾掉，少量製作可讓濕紙巾保持在最佳品質。
- 消毒用酒精請遠離火源，噴於裝盛容器後靜置到完全乾燥、酒精揮發再使用為宜。
- 這道精油量比較多，才能達到殺菌的效能，茶樹精油也可以換成尤加利、乳香、羅文莎葉、真正薰衣草。

製作方法

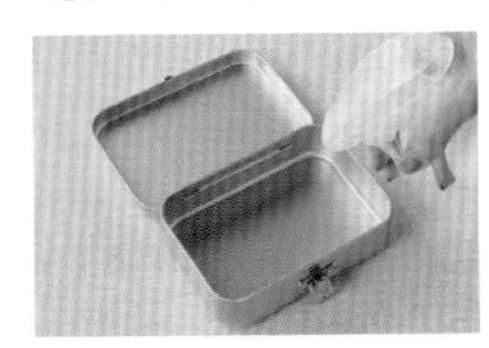

1 密封盒內外噴75%酒精清潔消毒，放置通風處乾燥。

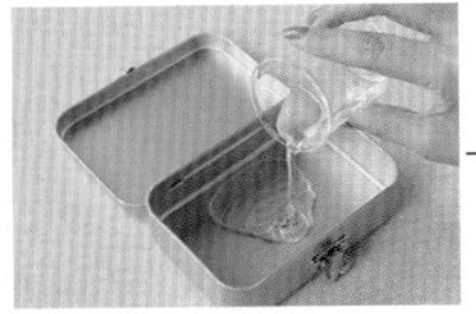

→

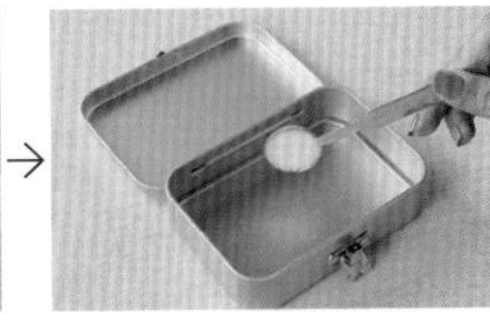

→

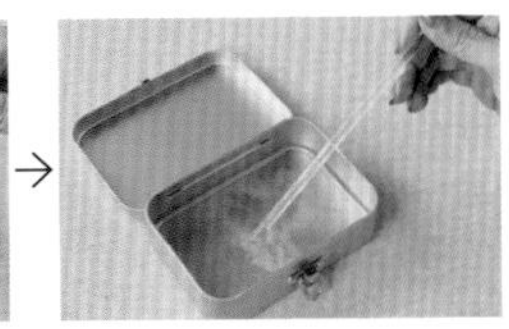

2 純水倒入密封盒，再加入鹽，混合後攪拌均勻。

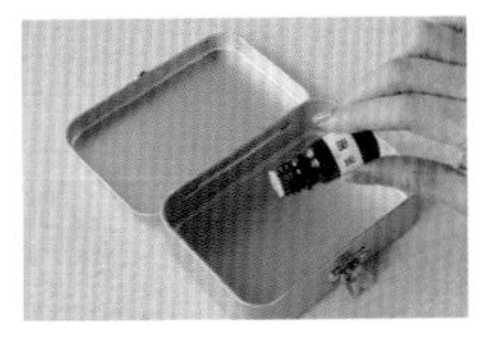

3 接著倒入茶樹精油，攪拌均勻。

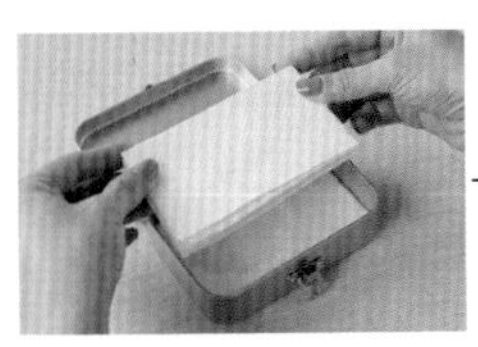

→

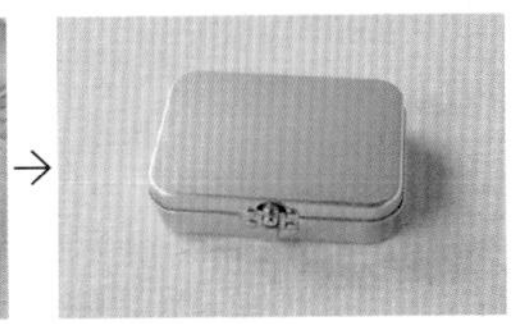

4 擦手紙折好後分批放入密封盒，必須讓擦手巾完全浸濕，蓋上盒蓋即可。

其他配方

尤加利消毒濕紙巾

純水 ……… 60ml
鹽 ……… 2茶匙
尤加利精油 ……… 30滴
75%酒精 ……… 適量

※ 尤加利可以消除病菌，很適合用來擦拭孩子常常摸到的桌椅家具。

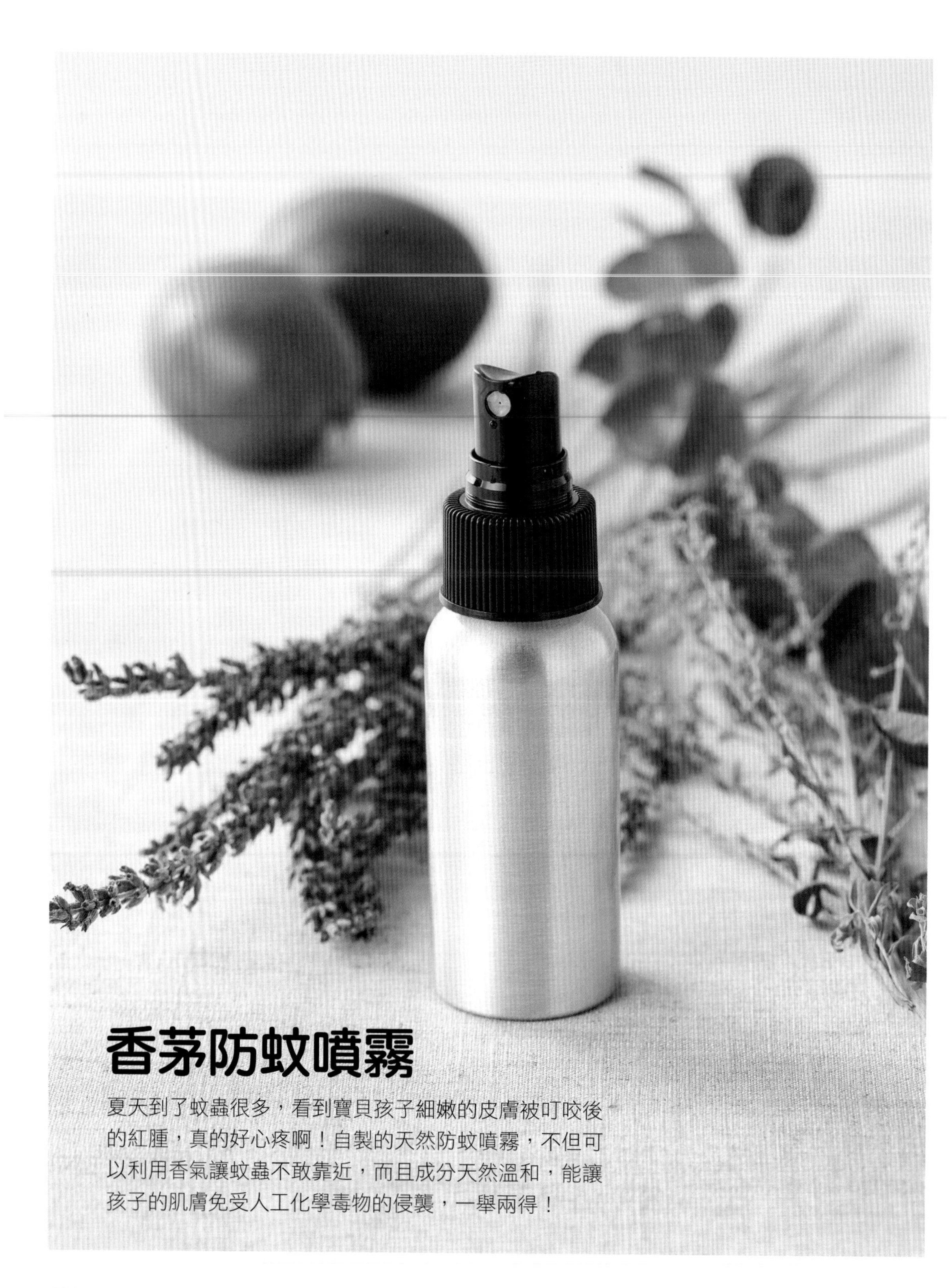

香茅防蚊噴霧

夏天到了蚊蟲很多，看到寶貝孩子細嫩的皮膚被叮咬後的紅腫，真的好心疼啊！自製的天然防蚊噴霧，不但可以利用香氣讓蚊蟲不敢靠近，而且成分天然溫和，能讓孩子的肌膚免受人工化學毒物的侵襲，一舉兩得！

材料

純水	25ml
玫瑰鹽	1茶匙
香茅精油	3滴
醒目薰衣草精油	2滴
茶樹精油	2滴
檸檬精油	2滴
75%酒精	適量

工具

30ml噴霧瓶……1個

保存方法 放置陰涼乾燥處。

保存期限 3個月

如何使用 搖晃均勻後，均勻噴灑於孩子的衣服或紗布巾，每1～2小時可再噴灑一次。

注意事項

- 玫瑰鹽可以換成海鹽。
- 消毒用酒精請遠離火源，噴於裝盛容器後靜置到完全乾燥、酒精揮發再使用為宜。
- 如果用於6個月以下的初生寶寶，請噴在衣服或紗布巾，再放置寶寶身邊，以免刺激寶寶皮膚。1歲以上小孩可直接噴於皮膚表面。

製作方法

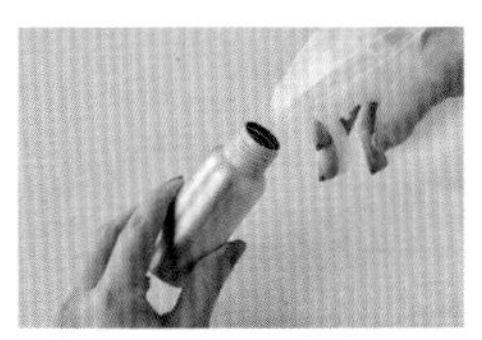

1 噴霧瓶內外噴75%酒精清潔消毒，放置通風處乾燥。

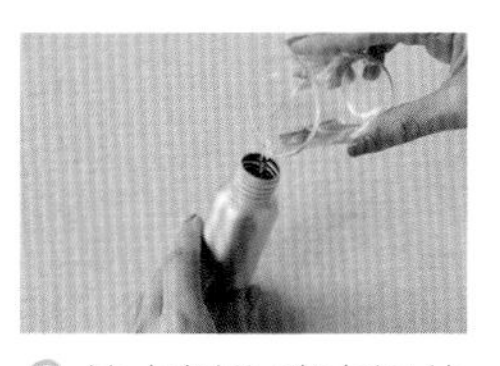

2 純水倒入消毒過的噴霧瓶至9分滿。

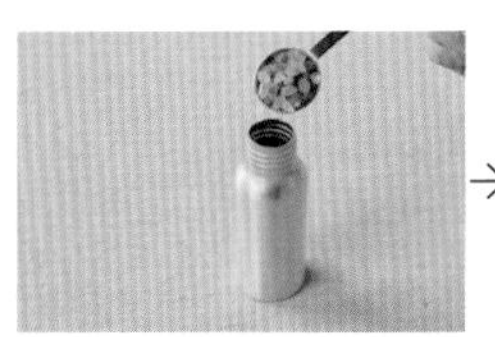

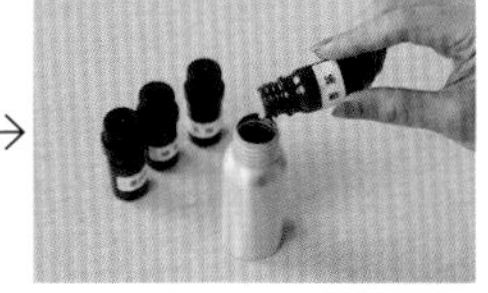

3 再加入玫瑰鹽、所有精油。

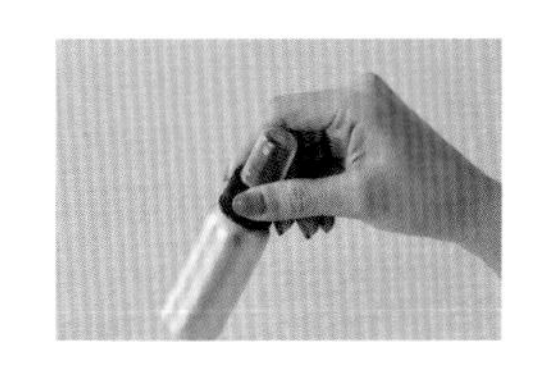

4 蓋上瓶蓋，搖晃均勻即完成。

其他配方

胡蘿蔔籽防曬噴霧

玫瑰鹽	1茶匙
純水	25ml
胡蘿蔔籽精油	3滴
乳香精油	3滴
蠟菊精油	3滴

※ 將精油換成具有抗紫外線效果的配方，在準備外出時可噴在身體上，避免陽光直曬而讓皮膚受傷。

薄荷涼感噴霧

玫瑰鹽	1茶匙
純水	25ml
香茅精油	2滴
薄荷精油	2滴
茶樹精油	2滴
醒目薰衣草精油	2滴
檸檬精油	1滴

※ 在炙熱的夏天，可於配方中加薄荷精油（總滴數需於此配方的範圍內9滴），能減少孩子中暑的狀況，讓他們度過清爽舒適的夏天。

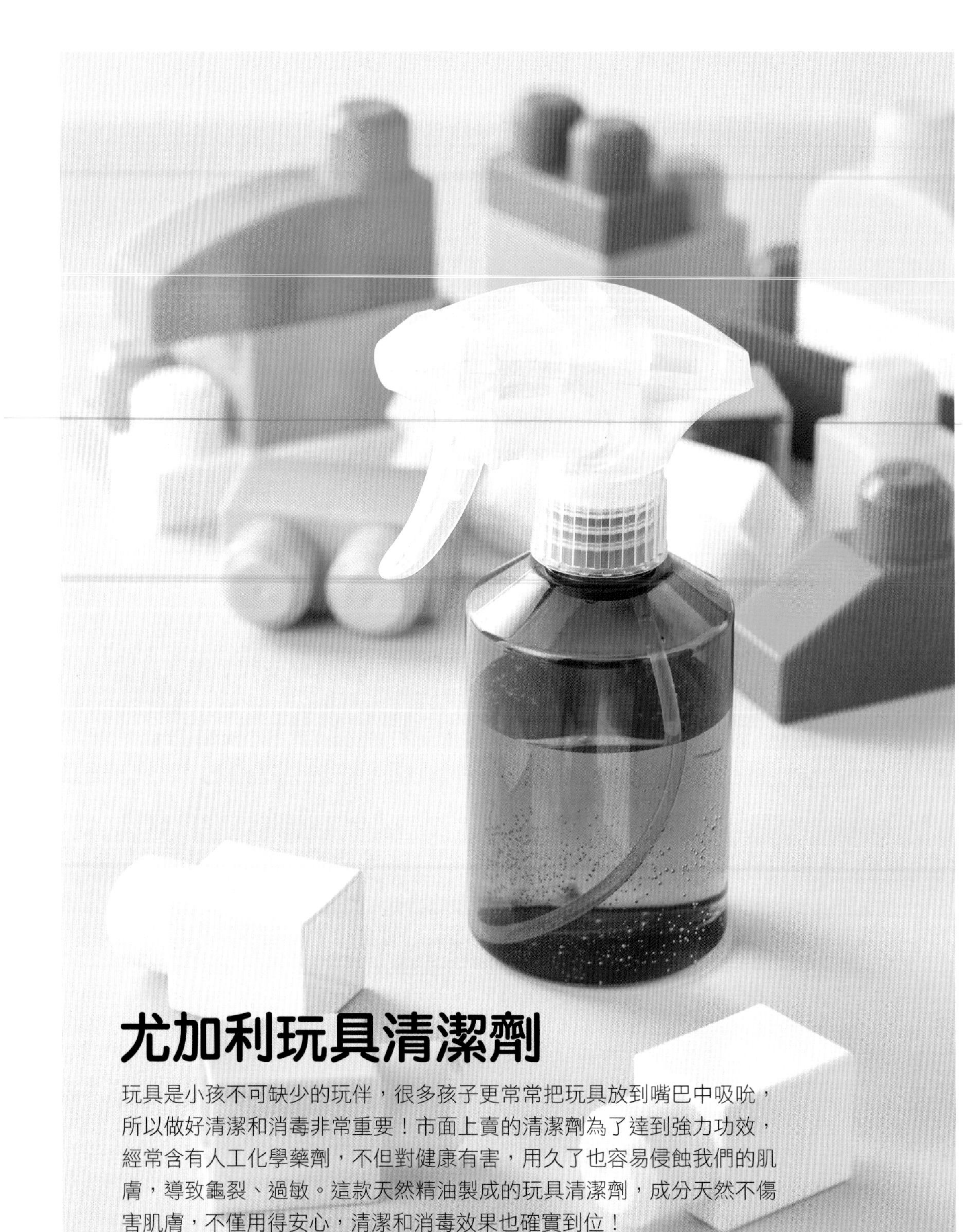

尤加利玩具清潔劑

玩具是小孩不可缺少的玩伴，很多孩子更常常把玩具放到嘴巴中吸吮，所以做好清潔和消毒非常重要！市面上賣的清潔劑為了達到強力功效，經常含有人工化學藥劑，不但對健康有害，用久了也容易侵蝕我們的肌膚，導致龜裂、過敏。這款天然精油製成的玩具清潔劑，成分天然不傷害肌膚，不僅用得安心，清潔和消毒效果也確實到位！

材料

純水	150ml
75% 酒精	30ml
鹽	1茶匙
檸檬精油	30滴
尤加利精油	30滴

工具

250ml空瓶	1個

保存方法 放置陰涼乾燥處。

保存期限 3～5個月

如何使用 使用前先搖晃均勻，接著擦拭玩具效果加倍。

注意事項

- 消毒用酒精請遠離火源，噴於裝盛容器後靜置到完全乾燥、酒精揮發再使用為宜。

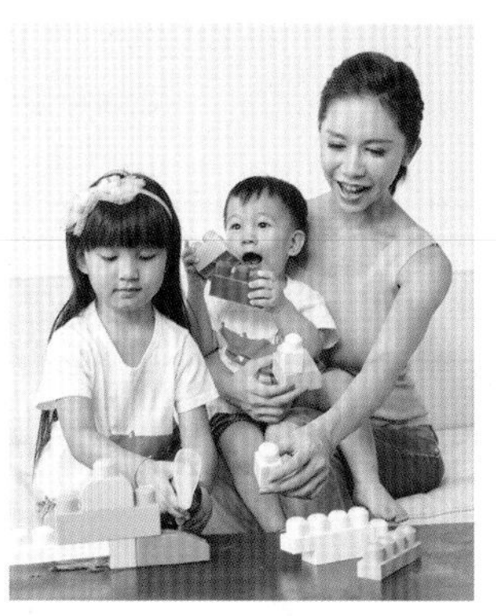

▲ 小朋友的玩具常常消毒，可以避免細菌感染，減少生病。

製作方法

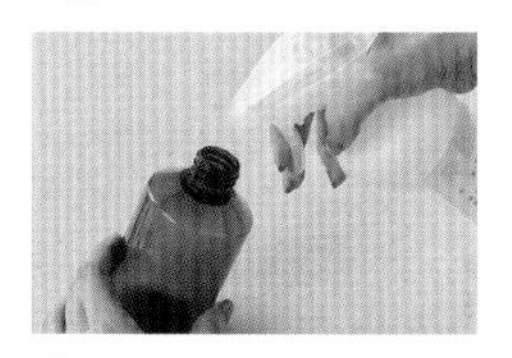

1 空瓶內外噴75%酒精清潔消毒，放置通風處乾燥。

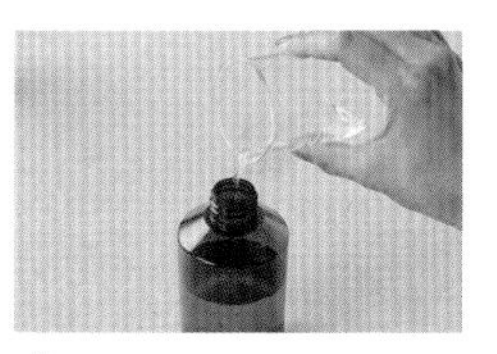

2 純水、75%酒精倒入空瓶。

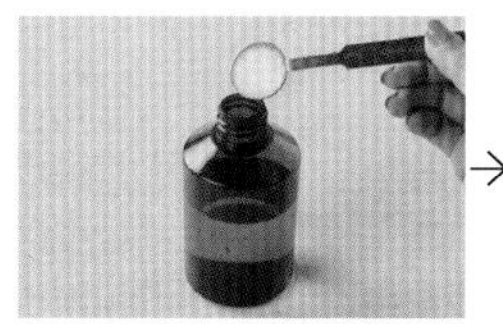

3 再加入鹽、檸檬精油、尤加利精油。

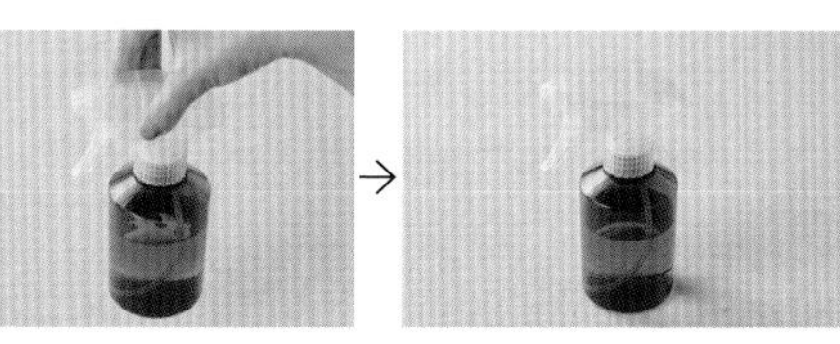

4 蓋上瓶蓋，搖晃均勻即完成。

其他配方

羅文莎葉消毒噴霧

純水	150ml
鹽	1茶匙
檸檬精油	30滴
羅文莎葉精油	30滴

※ 羅文莎葉可以有效消除病菌，預防感冒。

薄荷除臭噴霧

純水	150ml
75%酒精	30ml
鹽	1茶匙
檸檬精油	30滴
薄荷精油	30滴

※ 薄荷清涼的氣息，能消除空氣中的臭味因子。

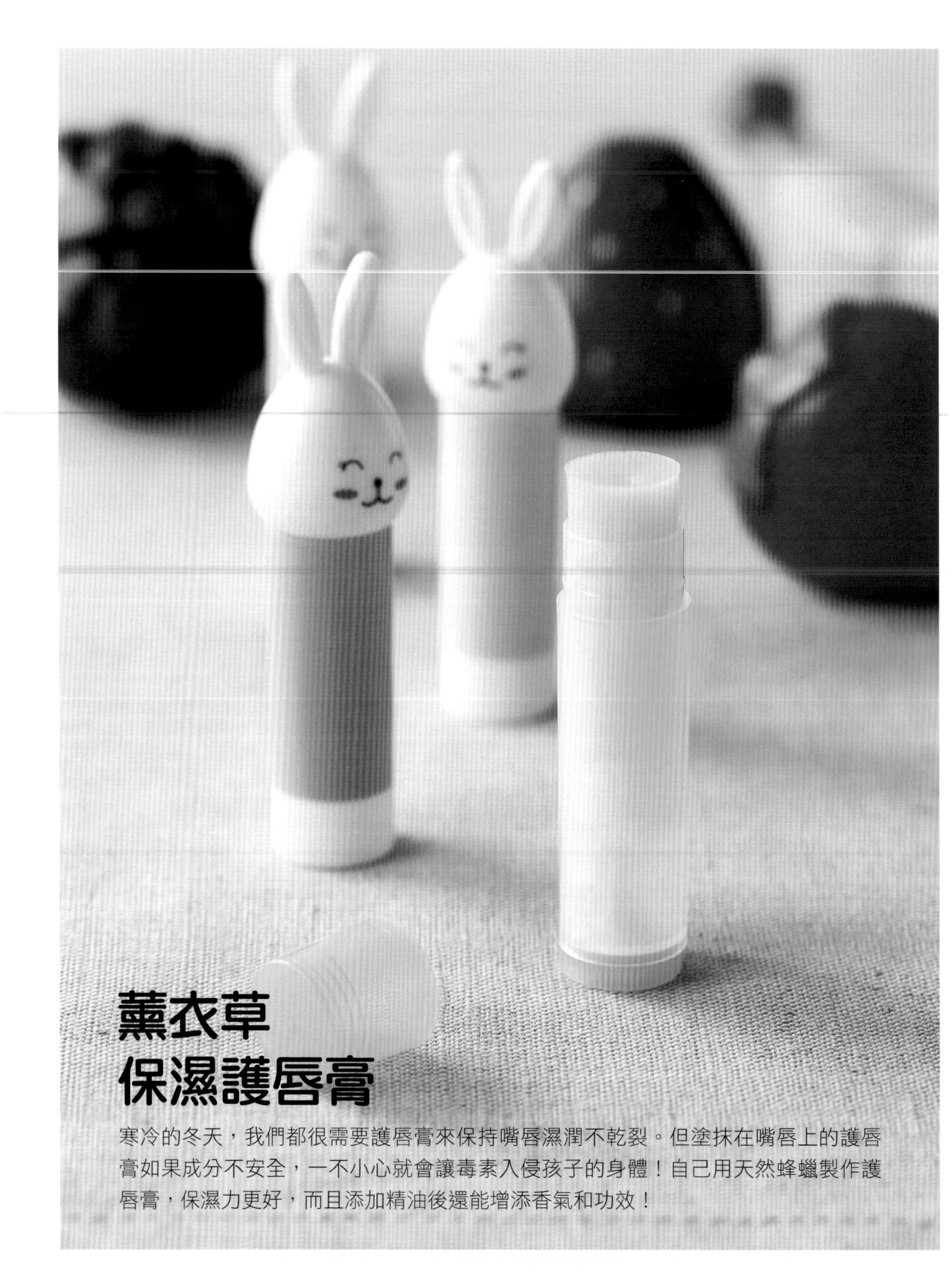

薰衣草
保濕護唇膏

寒冷的冬天，我們都很需要護唇膏來保持嘴唇濕潤不乾裂。但塗抹在嘴唇上的護唇膏如果成分不安全，一不小心就會讓毒素入侵孩子的身體！自己用天然蜂蠟製作護唇膏，保濕力更好，而且添加精油後還能增添香氣和功效！

材料

植物油	4g
黃蜂蠟	1g
真正薰衣草精油	2滴
75%酒精	適量

工具

5g唇膏管	1支
玻璃燒杯	1個
攪拌棒	1支
電磁爐	1個

保存方法 放置陰涼乾燥處。

保存期限 3～4個月

如何使用 平時保濕或嘴唇乾燥時抹。

注意事項

- 精油不耐熱，必須等黃蜂蠟降到60℃以下，再倒入精油。
- 黃蜂蠟為天然材料，白蜂蠟是精製過，需要染色時才使用。
- 精油可以換成花類精油（例如：橙花、茉莉）；也可以使用柑橘類精油（例如：檸檬、甜橙），但避免照光以免產生黑色素。
- 消毒用酒精請遠離火源，噴於裝盛容器後靜置到完全乾燥、酒精揮發再使用為宜。
- 植物油可從書中介紹的7款基底油挑選。

製作方法

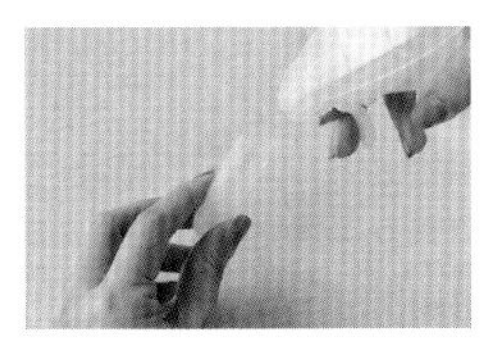

1 唇膏管內外噴75%酒精清潔消毒，放置通風處乾燥。

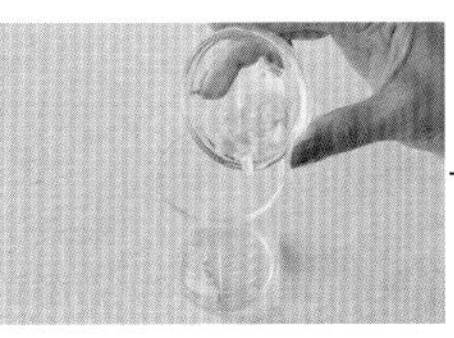

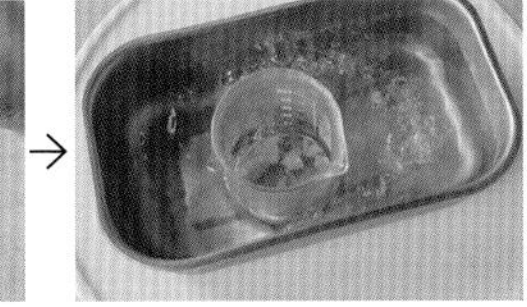

2 植物油、黃蜂蠟放入燒杯，在電磁爐上隔水加熱，攪拌至融化，將燒杯放桌上等5～10秒鐘。

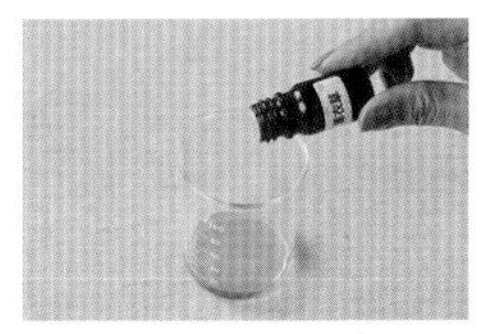

3 再加入真正薰衣草精油，再輕輕搖晃均勻。

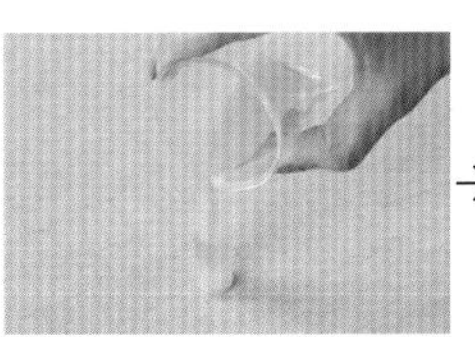

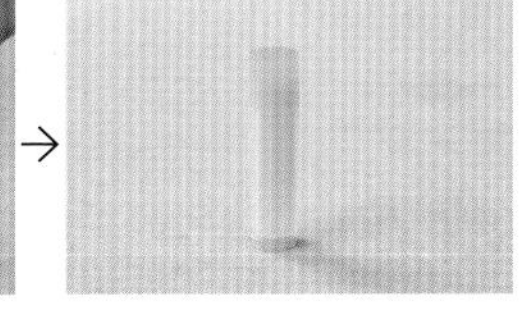

4 接著倒入唇膏管中，放置待凝固即可蓋上管蓋。

其他配方

洋甘菊修護護唇膏

黃蜂蠟	1g
月見草油	4g
德國洋甘菊精油	2滴

※ 透過德國洋甘菊的修護，有助於讓脫皮乾裂的嘴唇傷口快速癒合。

甜橙清香護唇膏

植物油	4g
黃蜂蠟	1g
甜橙精油	2滴

※ 甜橙的香氣很受孩子喜愛，還有護膚的作用。

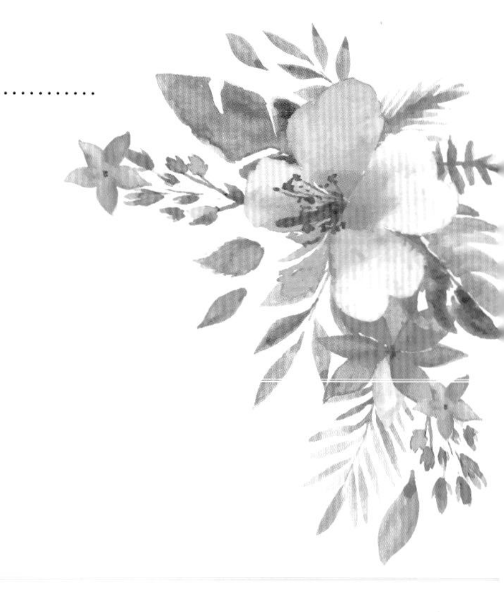

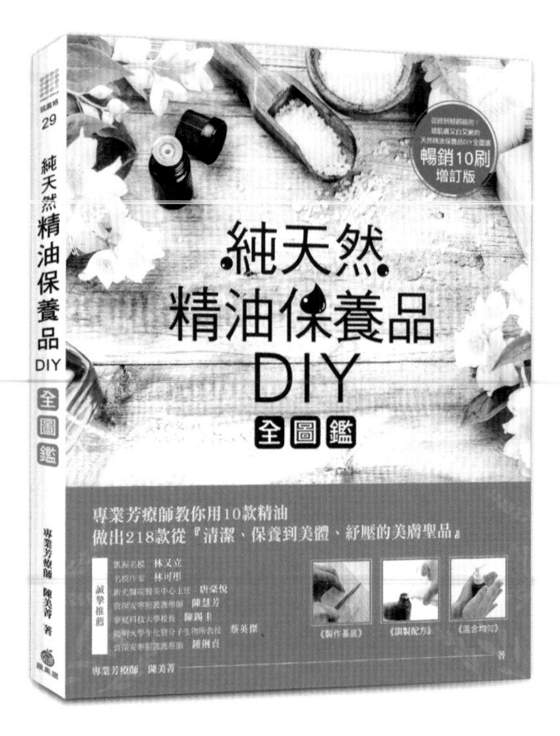

- 作　者：陳美菁
- 出版社：蘋果屋
- 定　價：320 元
- ISBN：9789869542494

囊括 218 款配方！
市面上最齊全的身心保養芳療品 DIY 寶典

如果你有肌膚暗沉、乾燥、多斑、老化等困擾，
一定要試試自己做天然精油保養品！
芳療界指標陳美菁老師，針對「全身上下各部位」
研發從乳液、面膜、眼霜到洗髮精的 218 種芳療配方，
帶你用每款經由不同的「療效」和「氣味」，
依據自己的膚質、膚況和喜好味道做調配，
享受媲美專櫃的頂級修護！

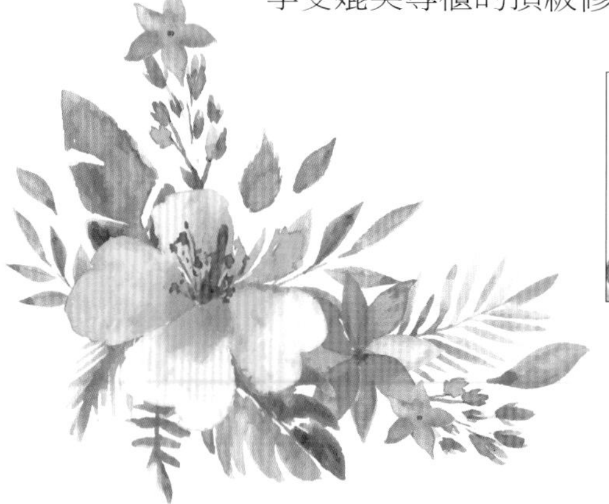

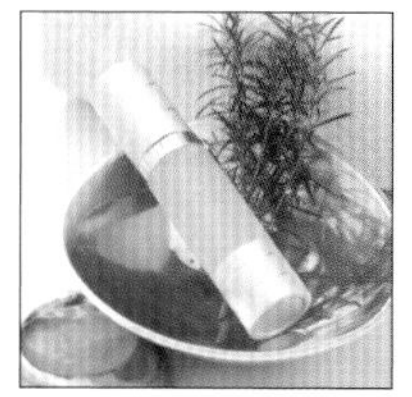
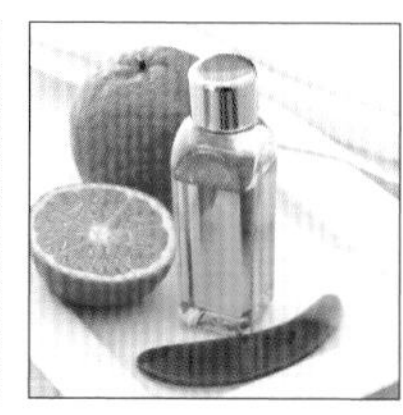
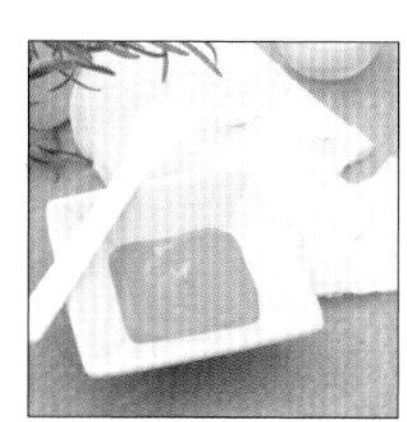

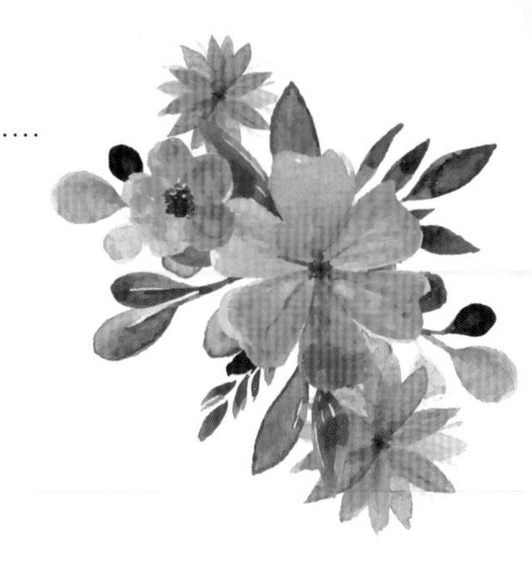

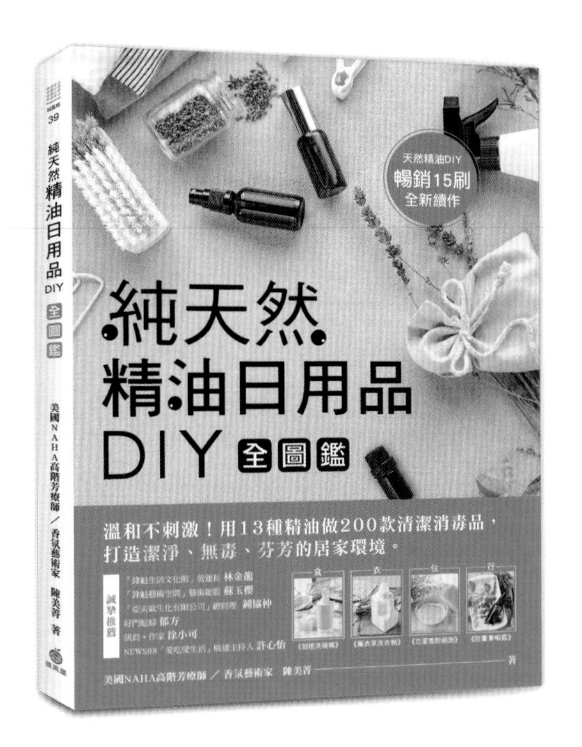

- 作　者：陳美菁
- 出版社：蘋果屋
- 定　價：380 元
- ＩＳＢＮ：9789869811842

第一本用天然精油製作的「清潔用品全書」！
溫和不刺激！用 13 種精油做 200 款清潔消毒品，
打造潔淨、無毒、芬芳的居家環境。

★暢銷 15 刷《純天然精油保養品 DIY 全圖鑑》，全新續作★
這次，帶你用精油的潔淨去汙力，
自製 200 款「讓家煥然一新！」的清潔日用品，
從「食衣住行」空間著手，不論是「餐廚、衛浴、臥室、客廳、車內」，
居家整潔 × 消毒殺菌 × 空間芳香，一次搞定！
讓你隨時隨地，都能在香氣中守護家人的健康！

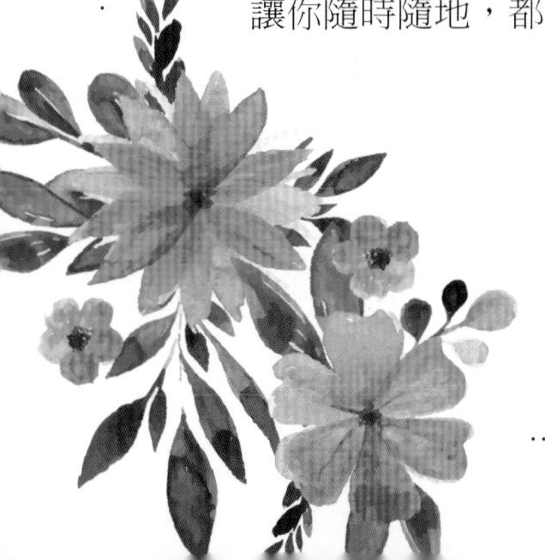

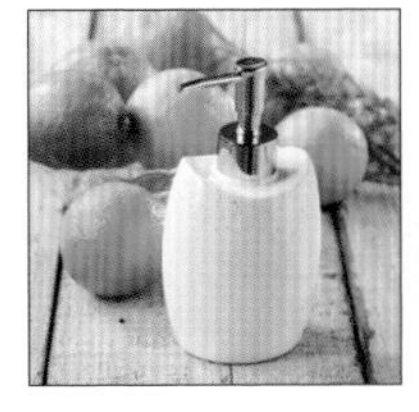

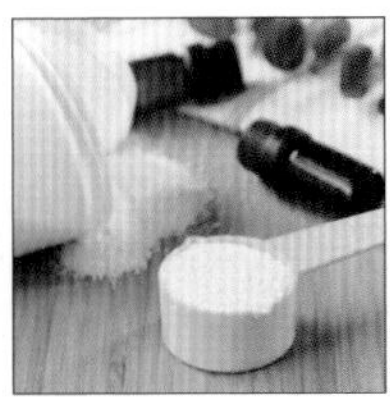

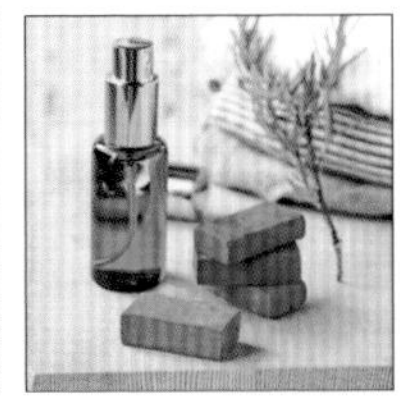

台灣廣廈國際出版集團
Taiwan Mansion International Group

國家圖書館出版品預行編目(CIP)資料

兒童居家芳療：打造天然防護力！用20款精油對症調配按摩、擴香、洗沐用品，溫和照顧你家0～12歲的孩子/ 楊昕諭著. -- 初版. -- 新北市：蘋果屋, 2020.11
面；　公分
ISBN 978-986-99335-4-4（平裝）
1.芳香療法 2.幼兒健康

418.995　　　109013340

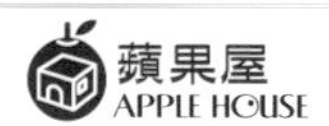

兒童居家芳療

打造天然防護力！用20款精油對症調配按摩、擴香、洗沐用品，溫和照顧你家0～12歲的孩子

作　　者／楊昕諭
經紀聯絡人／郭紋秀（西瓜）0920-586-272
攝　　影／子宇影像有限公司（徐榕志）
梳　　化／葉珮君
編輯中心編輯長／張秀環
編　　輯／蔡沐晨・**編輯協力**／葉菁燕
封面設計／何偉凱・**內頁排版**／菩薩蠻數位文化有限公司
製版・印刷・裝訂／東豪・承傑・秉成

行企研發中心總監／陳冠蒨
媒體公關組／陳柔彣
整合行銷組／陳宜鈴
綜合業務組／何欣穎

發 行 人／江媛珍
法 律 顧 問／第一國際法律事務所 余淑杏律師・北辰著作權事務所 蕭雄淋律師
出　　版／蘋果屋
發　　行／蘋果屋出版社有限公司
地址：新北市235中和區中山路二段359巷7號2樓
電話：（886）2-2225-5777・傳真：（886）2-2225-8052

代理印務・全球總經銷／知遠文化事業有限公司
地址：新北市222深坑區北深路三段155巷25號5樓
電話：（886）2-2664-8800・傳真：（886）2-2664-8801
郵 政 劃 撥／劃撥帳號：18836722
劃撥戶名：知遠文化事業有限公司（※單次購書金額未滿1000元需另付郵資70元。）

■出版日期：2020年11月
ISBN：978-986-99335-4-4